몸

제대로 알면
재발 전이암도 반드시 낫는다

암을 이기는 11가지 핵심 원리
8가지 치유 사례로 본 암 치유 원리
암 치료 3단계 치료 루틴

몸

제대로 알면
재발 전이암도 반드시 낫는다

한의학 박사/가족상담전문가 **이재형** 지음

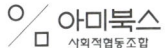

재발 전이암에 가장 필요한 것은 '죽음에 대한 두려움' 극복입니다

암이 두려운 질병인 이유는 사망률 1위이기 때문입니다. 그런데 이렇게 암으로 인해 사망하는 90%는 내성이 생겨 재발·전이하는 경우인데요. 결국, 내성 없는 암 치유가 어렵다는 점이 가장 두려운 문제입니다. 저에게 많은 암 환우와 보호자분들이 이런 질문을 합니다.

"전 세계의 수많은 인재가 그렇게 오랜 세월 천문학적인 연구비를 투입했는데도 왜 아직 암이 정복되지 않았나요?" 저의 대답은 단순합니다. "암이 생활습관병이기 때문입니다." "예? 생활습관병이기 때문에 어렵다고요?" "예. 습관은 처음에는 접근하기 매우 쉽고 편안한 특징이 있습니다. 그래서 바꾸기에 별로 어려운 것이 아니라고 방심하기 쉽지요. 그러나 끝까지 습관을 바꾸는 일은 참 어려운 과정입니다."

사전에서 '습관(習慣)'이란 뜻을 찾아보면 다음과 같습니다.

1. 어떤 행위를 오랫동안 되풀이하는 과정에서 저절로 익혀진 행동 방식
2. 학습된 행위가 되풀이되어 생기는, 비교적 고정된 반응 양식

우리가 일상에서 흔히 사용하는 '습관적으로'라는 표현을 보면, '무의식적으로', '나도 모르게', '저절로', '자동으로'의 의미로 쓰이는 것을 알 수 있습니다. 이를 다시 정리해 보면 습관이란 '무의식적으로 반복하는 행동과 성향 패턴'입니다. 이 개념을 확장하면, 습관을 바꾸는 과정은 심리학에서 말하는 무의식 치유, 중독(中毒) 치유, 심리적 트라우마(trauma) 치유와도 연결될 수 있습니다. 또한, 종교적 관점에서는 카르마(karma: 숙명·운명·업(業)·습(習))를 정화하는 수련이라는 의미도 포함할 수 있습니다. 이처럼, 습관은 쉬운 것 같으면서도 매우 어렵습니다. 그래서 저는 30여 년 동안 암 환우들의 치유 과정을 함께하며, 두 가지 상반된 방식으로 메시지를 전하고 있습니다

첫째, 암이 생활습관병이라는 개념을 듣고 너무 쉽게 생각하며 방심하는 환우에게는 경각심을 주기 위해 '중독', '트라우마', '카르마' 등의 용어를 사용하여 습관 고치기가 결코 만만한 일이 아님을 강조합니다.

둘째, 암 치료가 너무 어렵다고 느껴 포기하려는 환우에게는 희망을 전하기 위해 이렇게 이야기합니다.

"인류의 위대한 스승들이 잘 안내해 주신 체계적인 방법이 있으며, 그 방법을 따르기만 하면 수많은 치유 사례가 나타납니다. 그러니 암에 겁먹지도 말고, 방심하지도 않으면 반드시 치유와 함께 큰 성장을 이루실 수 있습니다."

결론적으로 이 책은 내 뫔(몸+마음)과 암에 대해 제대로 알자는 취지로 시작했습니다. '지피지기(知彼知己)면 백전불태(百戰不殆)'라는 『손자병법』의 원리처럼 암과 나에 대해 제대로 아는 것이 내

성 없는 온전한 치유의 핵심이기 때문입니다.

  제가 상대인 암에 첫째로 우선 알아야 한다고 말씀드리는 것은 암을 연구하는 학자나 생물학자의 영역을 말하는 게 아닙니다. 암환우 입장에서는 암의 핵심 본질에 대해 몇 가지 중심 개념만 알아도 충분합니다. 본론 1장에서 자세히 다루겠지만, 암이란 원래 다세포 생명체의 특성을 갖고 있던 세포들이 단세포적 특성으로 퇴행한 결과입니다. 이렇게 된 이유는 반복된 상처로 인해 이를 회복할 필요성이 생겼기 때문입니다. 상처를 회복하려면 세포를 빠르게 분열·증식시켜야 하므로, 단세포적인 특성을 발휘할 필요가 있습니다. 이러한 '대의명분' 때문에 우리 몸의 모든 신호전달 경로(signaling pathway)가 사명감을 갖고 집단지성을 발휘하며, 빠른 분열·증식의 방향으로 작동하는 것입니다.

  암세포는 건강한 세포와 달리 빠른 분열·증식을 무한하게 진행한다는 점을 떠올려 보면 이해가 쉬울 것입니다. 그렇기 때문에 암 덩어리를 제거해도 그 대의명분이 그대로 남아 있는 한, 또 다른 경로가 보상 효과를 발휘하여 내성이 생기는 것입니다. 따라서 재발전이암을 완치하려면, 이 대의명분이 더 이상 필요 없도록 상처 치유를 완결해야 합니다.

  두 번째로, 나에 대해서 안다는 것은 나에 대한 표면적인 이해를 넘어서 나의 잠재적 능력까지를 온전히 아는 것을 말합니다. 그럼 '나'는 도대체 어떻게 구성되어 있을까요? 인류의 위대한 현자들은 사람을 머리, 가슴, 배로 구성된 존재라고 은유적으로 표현해 왔습니다. 나를 온전히 알기 위해서는 내 머리의 생각과 관점에 대한 앎이 필요하고, 내 가슴의 감성과 느낌에 대한 앎도 필요하며, 내

배의 무의식과 습관에 대한 앎 또한 필요하다는 뜻입니다.

그동안 좋은 항암제 약물이 암 덩어리를 줄여주고 증상을 개선해 줌으로써 근본적인 습관을 바꾸는 좋은 환경을 제공한 것은 암 환우들에게 큰 도움이 되었습니다. 그리고 여기에 복합 천연물 처방을 병행하면, 내성을 줄여주는 더 좋은 치료 효과를 발휘하게 되었습니다. 그러나 약물만으로 뿌리까지 암 치유를 끝장내지는 못합니다. 약물은 간접적으로 큰 도움을 줄 수 있지만 어떻게 약물이 생활 습관을 근본적으로 바꿔줄 수 있겠습니까? 일시적으로 좋아지는 듯해도 다시 재발하는 것은 상대인 암의 본질을 깊이 이해하지 못했거나, 이를 회피한 결과라는 것이 명확해졌습니다.

그래서 이제는 더 이상 기존의 암 치료 모델에 휘둘리지 않도록 암 환우들을 안내해야 한다는 소명이 생겼습니다. 내성 없는 온전한 치유를 위해서는 반드시 습관을 바꾸는 심신 의학의 견고한 뿌리를 기반으로 해야 합니다. 그리고 그 위에 동서양을 통합하는 좋은 약물을 쓰는 방식으로 치료 패러다임이 바뀌어야 합니다. 이것이 단순한 대증치료(표면적인 증상만을 치료하는 방식)가 아니라, 암의 원인에 정확히 대처하는 근본적인 암 치료 모델이기 때문입니다. 또한, 이러한 생활 습관을 알아차리고 바꿔가려면 '자기 하루의 생활을 관리하기 좋은 환경'이 필요합니다. 즉, 습관을 만들어 가는 생활공동체 환경이 필요하다는 뜻입니다. 그래서 저는 자신의 습관을 알아차리고 바꾸는 과정을 병원의 기본 토대 치료법으로 정했습니다.

그렇게 통합 치료 방식을 고집해 온 지도 이제 7년이 넘었습니다. 그 결과 재발 전이암을 극복하고 완전 관해(Complete

Remission: 환자의 몸에서 더 이상 암세포가 발견되지 않는 상태를 의미하며, 모든 증상이 사라지고 검사에서도 암의 흔적이 보이지 않는 상태)와 더불어 5년의 암 치유 마라톤을 완주(암 환자 중증등록 해제)한 환우들이 매년 수십 명씩 나오기 시작했습니다.

그동안 고집을 굽히지 않은 덕분에 이제는 저 자신도 이 방식의 치유 시스템에 대한 확신이 더욱 깊어졌습니다. 그리고 환우들의 기쁨도 두 배로 커졌음을 직접 듣게 되었습니다. 암의 치료를 오로지 의사에게 맡기고 매달리던 과거의 방식에서 벗어난 것이 가장 큰 차이입니다. 환자 스스로 자신의 존엄성을 살려 '내 안의 의사'를 만나고, 직접 치유해 낸 성취감에 너무나 뿌듯해합니다. 그리고 그런 외적인 성취뿐만 아니라 내면에서도 깊은 성장을 얻게 되었다며 앞으로의 삶이 기대된다고 행복해합니다.

이렇게 7년을 돌아보며, 제가 설정한 새로운 치료 모델의 방향이 재발 전이암 극복에도 효과적으로 작동한다는 것을 검증받았다고 생각했습니다. 이제는 개인적인 소명을 넘어서 이 치료 모델을 우리 사회에 더 널리 알려야겠다는 사회적 소명까지 생기게 되었습니다.

저의 소명은 암이라는 상대를 알고, 나의 능력을 제대로 알면 백 번을 싸워도 위태롭지 않다는 손자병법의 지혜를 전달하는 일입니다. 암의 본질에 대해서 핵심을 이해하게 하고, 우리 각자 안에 있는 잠재적 능력까지 온전히 찾게 하는 일입니다. 저의 역할은, 전쟁터 앞에 서 있는 것 같은 두려움과 외로움에 놓인 환우들에게 눈 밝은 안내자가 되는 것입니다.

재발 전이암 치료를 소망하며 간절한 마음으로 문의하시는 환우들께 "제게 다 맡기세요. 제가 다 치료해 드립니다."라며 일방적으로 이끌어가는 일반적인 의료 모델이 아니라서 어쩌면 낯설 수도 있습니다. 그러나 제가 치유 시스템에서 가장 중요하게 생각하는 원칙은 '환자가 주인공'이라는 점입니다. 치유는 환자가 주도적으로 해야 하며, 치유의 주체는 온전히 환자 자신입니다. 의사에게 의존성을 갖는 순간, 만성 난치병의 치유는 어려워집니다. 대부분의 만성 난치병은 생활습관병이며, 생활 습관 치유는 누구도 대신해 줄 수 없기 때문입니다.

　스스로 자신의 삶에서 주인공이 되는 것입니다. 내 안에 있었지만 만나지 못하고 있던 '내 안의 위대한 의사'를 만나는 게 최종 목표입니다. 그러려면 먼저 그동안 '내 안의 의사'를 만나기 어렵게 통로를 막았던 내 삶의 응어리와 마주해야 합니다. 너무 힘들고 아파서 감당하기 어려웠던 기억들은 나의 무의식 속에서 억압되어 응어리가 되었습니다. 이제는 그 응어리진 나의 이야기와 정면으로 만나야 합니다. 나를 아프게 한 그 애씀과 힘듦의 이야기들을 꺼내기가 내키지 않을 수도 있습니다. 당연합니다. 오죽 힘들었으면 억압해 버렸겠습니까? 그러나 환우에게는 이 지점이 재발 전이암을 치유하는 필수적인 첫 번째 도전이라는 점을 강조하고 싶습니다. 응어리를 푼다는 것은 단순히 마음이 후련해지는 것으로 끝나지 않습니다. 분자생물학적으로도, 암세포로 가는 신호전달 경로의 왜곡을 풀어줌으로써 근본적인 치료가 이루어진다는 사실이 심신의학을 통해 계속 밝혀지고 있습니다. 그래서 감정적으로 망설이고 두려운 상태일지라도, 안내자의 따뜻한 격려와 공감의 힘을 받아 한 걸음 내딛는 것이 중요합니다. 이 용기 있는 발걸음은 암 치료 속도를 급속도로 빠르게 만듭니다. 그리고 단순히 암 극복이라는 외적 성과뿐만 아니라 앞으로 '나답게 꽃피우는 삶'에 대한 내적 자신감까지 충만해지는 효과도 얻을 수 있게 된다는 점을 다시 한번 말씀드립니다. 이렇게 내 안에 묵은 때처럼, 때론 콜타르처럼 끈적하게 엉겨 붙어 있던 장애물을 흘려보내면 비로소 '내 안에 이미 있었던 위대한 의사'의 목소리가 들리기 시작합니다. 그러면 더 이상 암은 두렵지 않습니다.

흔히 인생을 한 편의 드라마라고 합니다. 세계적인 비교 신화학자 조지프 캠벨(Joseph Campbell)은 인생을 한 편의 신화와 같다고 이야기합니다. 인생이란, 내 신화의 주인공으로서 나답게 펼쳐가는 '영웅의 여정'이라고도 표현했습니다. 영웅의 여정에서 주인공은 오랫동안 익숙한 곳을 떠나, 산을 넘고 물을 건너며 시련을 마주하고, 때로는 너무나도 무서운 괴물과 맞닥뜨리지만, 불굴의 용기로 싸워 이깁니다. 그리고 마침내 성에 올라 보물을 찾고, 공주님을 구하며, 삶의 새로운 성장을 경험하고 영웅의 여정을 마무리합니다.

모든 암 환우들이 걸어가는 치유 여정도 이와 똑같습니다. 죽음에 대한 불안과 두려움 속에서 좋은 약이 나오기만을 초조하게 기다리는 소극적인 태도에서 벗어나 변화가 필요합니다. 이제 내 삶의 주인공으로서 능동적으로 그 멋진 영웅의 여정을 걸어가야 할 때입니다. 그 여정에서 새로운 생명의 길을 선택하시기 바랍니다. 저는 온 맘을 다해 여러분의 여정을 응원합니다.

2025년 새로운 변곡점의 시기에

차례

프롤로그
재발 전이암에 가장 필요한 것은 '죽음에 대한 두려움'   5
극복입니다

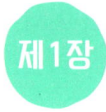

암을 잘 알아야 암을 이긴다

암 치료의 현실   19
1. 암의 원인을 '잘못된 임신'으로 비유하는 이유   20
2. 재발 전이의 주원인, 암 줄기세포   30
3. 암 치료의 나침반, 후성유전학   47
4. 암 억제유전자 P53의 활용   51
5. 마음 파동으로 치유하는 암   55
6. 암이 좋아하는 종양 미세환경   68
7. 암 치료의 본질 - 정신과 물질의 통합   84
8. 다중표적 치료에는 천연물   87
9. 음식으로 치유하는 암   96
10. 통증의 주인이 되는 방법   106
11. 암치료의 핵심 기둥, 자율신경   116

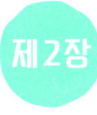

제2장

8가지 심신 통합 치료 사례로 본 암 치유 원리

사례 ❶ 간절히 듣고 싶었던 말 '미안하다', '고맙다'   127
간암 50대 남성

사례 ❷ 암으로 얻는 '2차 이득'   134
위암 50대 여성

사례 ❸ 소통 못 하는 완고함을 소리로 풀다   149
식도암 70대 남성

사례 ❹ 어린 시절 받지 못했던 사랑과 보살핌   156
폐암 70대 남성

사례 ❺ 아버지의 딸, 이제 아버지를 떠나다   163
자궁암 40대 여성

사례 ❻ 성(性)에 대한 비극적인 가정폭력의 목격자   171
자궁암 40대 여성

사례 ❼ '내 탓'이라는 죄책감을 내려놓다   178
위암 50대 여성

사례 ❽ 이렇게 젊은 나이에 3번씩이나 재발이라니   184
난소암 30대 여성

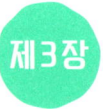

제3장

암 치유에서 가장 중요한 것은 머리·가슴·배의 통합

재발 전이암, 다스리려면 운동장을 넓게 써야 한다   193
의지력 vs 환경과 루틴   193
암! 없애거나, 환경을 싹 바꾸거나   196
메인 스위치를 찾아라   197
암 치유의 마침표는 생명력과 면역력   200

못 고칠 질병은 없다, 못 고치는 습관이 있을 뿐   201
암 사망률 77배의 차이를 보이는 마음가짐   201
이 세상에 고치지 못할 질병은 없다, 고치지 않는 고집쟁이가 있을 뿐이다   202

습관을 완성하는 무기 3가지   205
첫째 무기, 자기 습관 발견의 '무의식 탐색법'   206
둘째 무기, 우리 몸의 기둥을 세우는 '자세 습관'   213
셋째 무기, 내 몸과 마음을 잇는 '호흡 습관'   216

재발 전이암을 치유하기 좋은 환경과 루틴   220
치유 공동체에서 받는 사회적 지지   220
암을 다스리는 '3단계 치료 루틴'   221
'내 안의 위대한 의사'를 만나는 '머리·가슴·배 3차원 치유 모델'   223

인류의 위대한 스승들이 가르쳐 준 치유법들   226

'내 안의 위대한 의사'를 만나는데 필요한 3가지   231
머리 영역의 보물 만나기   233
가슴 영역의 보물 만나기   238
배 영역의 보물 만나기   246
드디어 '내 안이 위대한 의사' 만나기   252

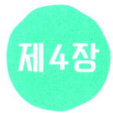

제4장

암 전후로 삶은 달라진다

무의식의 편지   265
꿈이 보내는 성장 메시지   265
암이 주는 메시지   266
모든 것을 새롭게 하는 내 몸의 지진   268

비 온 뒤 땅이 굳는다   270
심리적 회복 탄력성   270
다시! 치유와 성장   271

에필로그
소명처럼 다가온 암치료의 길   275

재발 전이암까지 다스릴 수 있는 의료 모델을 목표로   277

추천의 글   280

일러두기
- 외래어 고유명사의 우리말 표기는 국립국어원의 외래어 표기법을 따랐다. 다만 관행적으로 굳어진 외래어는 그대로 사용했다.

암 치료의 현실

2008년 9월 6일자 시사주간지 뉴스위크는 "인류가 암(cancer)과의 전쟁을 선포한 지 40년 세월이 흘렀지만, 여전히 전쟁에서 암세포가 승리하고 있다."고 보도하며 암과의 전쟁에서 인류가 열세에 있다는 사실을 전했다. 기사의 내용은 이러했다.

> "미국은 1971년 닉슨 대통령이 암과의 전쟁을 선포하며 국가적 차원에서 암 정복을 위해 '국가 암 퇴치법(National Cancer Act)'을 제정하고 220조 원이라는 막대한 자금을 투입했다. 그 덕분에 수많은 연구가 이루어졌고, 많은 치료제가 개발되었지만, 정작 암 사망률은 매년 증가하고 있다."

In Newsweek Magazine   6 Sept. 2008

We Fought Cancer... And Cancer Won.

After billions spent on research and decades of hit-or-miss treatments, it's time to rethink the war on cancer.

S.Begley, "우리는 암과 싸웠다… 그리고 암이 이겼다" 『Newsweek』, 2008. 9. 6.

이처럼 막대한 인적·물적 자원을 투입했음에도 왜 암은 정복되지 못했을까? 2025년 현재 암 치료 성적은 2008년보다는 개선되었지만, 여전히 암을 자신 있게 치료한다고 말하기 어려운 상황임은 변함없는 사실이다.

2025년 현재까지, 안타깝게도 초발암 1·2기의 생존율은 높지만, 재발암과 전이암의 생존율은 급격히 떨어지는 통계 수치를 보인다. 이 통계는 여전히 암의 내성을 억제하는 근본적인 치료가 이루어지지 않고 있다는 사실을 시사한다. 그동안 일방적으로 주도권을 쥐고 있었던 서양의학에만 의존하며 모든 것을 맡길 수 없다는 자각이 생길 수밖에 없다.

그렇다면 다른 대안이나 보완책이 있을까? 다행히 그 해답은 존재한다. 그 해답은 '통합'에서 찾을 수 있다. 서양의학뿐만 아니라 동양의학을 통합하면 다중 표적 치료가 가능해져 내성을 크게 줄일 수 있고, 몸뿐만 아니라 마음까지 돌보는 심신 의학을 통합하면 암의 근본 원인을 치유하여 재발과 전이까지 다스릴 수 있다.

이제부터 그 원리를 하나씩 공부해 보기로 하자.

1. 암의 원인을 '잘못된 임신'으로 비유하는 이유

암세포는 직업도 없고, 집도 없는 미숙한 세포

암은 도대체 왜, 어떤 사람에게 어떻게 생기는 것인가? 먼저 암의 정체를 알아보기 위해서 세포 이야기를 시작해 보자. 사람을 포함한 대부분의 고등 생명체는 여러 세포가 모여 이루어진 다세포 생명체이다. 극히 원시적인 단세포 생명체를 제외하면, 대부분의 생명체는 다세포로 구성되어 있다. 인간 역시 다세포 생명체이므로 성장하면서 몸집이 커지는 과정, 즉 태아에서 어른이 되는 것은 세포의 크기가 커지는 것이 아니라 세포 수가 늘어나는 것이라고 할 수 있다.

인간은 모두 한 개의 수정란 세포에서 출발해 약 37조 개의 세포로 그 수가 늘어나고, 각 세포는 더 전문화되어 가며 각자의 역할을 맡는다. 결국 성인이 되면 약 220가지 정도의 자기 역할을 맡는 성체(成體) 세포들이 각자의 소명에 따라 역할을 하게 된다.

간세포, 폐세포, 피부세포 등이 그 예이다. 세포가 성체로 성장한다는 것은, 마치 아이들이 몸과 지식을 키우고 성인이 되어 각자의 고유한 역할을 하는 전문 직업인이 되는 과정과 비슷하다. 이러한 과정을 '분화(分化, differentiation)' 또는 '발달(發達, development)'이라고 부르는데 나는 이 개념을 단어의 뜻으로 풀어보고 싶다.

'분화'라는 단어의 한자 의미는 '역할이 나누어진다', '분업한다'는 뜻이고, 영어로는 'different'에서 유래해 무언가 달라진다는 뜻으로 해석할 수 있다. 다시 정리해 보면 세포가 발달한다는 것은 모두 비슷한 상태에서 출발하여 각기 다른 개성으로 나뉘어 간다는 뜻으로 이해할 수 있는 것이다. 그리고 발달(發達)이라는 단어의 한자 뜻을 보면 '피어나면서 어디엔가 도달한다'는 뜻이니 이 발달 과정이라는 단어에서 뭔가 소명(召命) 또는 천직(天職)에 이르는 과정이라는 뉘앙스를 느낄 수 있다.

성체 세포는 분화, 발달이 다 끝났다는 뜻이다. 그래서 더 이상의 증식을 멈추고 자신의 고유한 역할인 직업에 충실하며 주변 직업인들과 긴밀하게 소통하고 협동하는 식으로 전체 유기체의 생명을 유지하게 된다. 그런데 어떤 문제가 생기면 성인 세포로서 자기 자리를 포기하고 황당하게도 아이 세포처럼 미발달, 미분화된 미숙한 세포로 되돌아가는 이상한 일이 발생한다.

미발달하고 미분화된 세포 상태로 거슬러 가더니 이제 더 이상 자기의 고유한 역할을 다하지 않고 무분별하게 개체 수만 끝없이 늘리며 계속해서 분열 증식만 하는 현상이 나타난다. 이를 우리는 이상한 신생물(新生物)이 멈추지 않고 생겨난다고 하며, 이러한 세포 덩어리를 '종양(腫瘍, tumor)'이라고 한다. 만약 이 종양이 자신의 경계를 넘어서 주변 장기로 침범하거나 혈관과 림프관을 타고 온몸을 떠돌아다니면서 전이하는 성질을 가지게 되면 이 종양을 악성종양이라 한다. 이것이 우리가 일반적으로 말하는 '암(cancer)'인 것이다. 그래서 이런 특성을 가진 암에 대하여 "암세포는 직업도 없고(jobless) 집도 없는(homeless) 미숙한 세포다."라고 비유하는 것이다.

시간을 거슬러 간 암세포

악성종양인 암의 특징은 세포가 무한 증식한다는 것이다. 그렇다면 세포가 어떻게 시작되고 증식하며 멈추고 소멸해 가는지에 대한 세포 주기의 특성을 먼저 이해할 필요가 있다. 즉, 세포의 봄, 여름, 가을, 겨울을 이해해 보자는 뜻이다.

　세포 주기를 알기 위해 먼저 알아야 할 개념이 있다. 심신통합 치료적 접근을 하고 있는 나로서는 암의 재발과 전이를 결정하는 핵심 요소인 '암 줄기세포(cancer stem cell)'에 주목하고 있으며 그 배경이 되는 원리가 바로 '암의 영양막 이론(trophoblastic thesis of cancer)' 또는 '암의 배아(胚芽) 학설'이다. 암의 영양막 이론 또는 배아학설은 1902년 스코틀랜드의 존 비어드 교수에 의해 처음 제시되었다. 비어드 교수는 인간이 어머니의 자궁에 배아로 존재하던 시기와 암세포의 행동 양식이 매우 유사하다는 점을 발견하고 그 둘 사이에 차이가 없다고 주장했다.

　수정란은 정자와 난자가 합쳐져 만들어진 최초의 단세포를 의미하며, 이 수정란이 세포 분열을 시작한 시점부터 성숙한 개체로 성장할 때까지의 발달 과정 중 임신 8주 이전의 초기 단계가 바로 배아(胚芽, embryo)이다.

　그러니까 암세포는 성체 세포가 어떤 이유로 배아 세포 단계로 시간을 거슬러 되돌아간 것이라는 주장이었다. 배아세포에서 성체세포로 변화하는 과정을 '분화(分化)'라고 한다. 따라서 성체세포가 다시 배아세포로 되돌아가는 현상을 '역분화(逆分化)'라고 한다. 이 이론은 당시에는 크게 주목받지 못하고 무시되었고, "성인이 어떻게 엄마 배 속의 아이로 돌아간다는 말인가?"라는 비난을 받았다. 그러나 지금은 이 이론이 점차 주목받고 있는데, 암을 근본적으로 재발과 전이 없이 치유하는 방법에 대한 중요한 힌트를 제공해 주었기 때문이다.

암세포와 재생의학

인간 세포의 발달 과정은 처음에 하나의 수정란 세포에서 시작된다. 이후 세포는 2개, 4개, 8개, 16개, 32개의 세포로 분열하며 배아세포의 과정을 거친다. 최종적으로는 여러 번의 분화 과정을 통해 200여 가지의 성체 세포로 성장하며, 각 세포는 독특한 구조와 기능을 가지게 된다. 성체 세포가 되면 특별한 경우가 아니면 증식은 거의 멈추게 되며, 이는 건강한 사람의 세포가 겪는 일생의 모습이다.

이렇게 간세포, 폐세포, 피부세포처럼 자기만의 고유 기능이 확정된 성체 세포가 되면, 다시 초기 배아 상태로 돌아가는 일은 없다고 여겨졌다. 즉, 성인이 된 후에는 아이로 되돌아갈 수 없듯이, 세포의 발달도 거꾸로 되돌릴 수 없는 비가역적(非可逆的) 과정이라고 보았다. 이 때문에 암의 배아학설은 기존의 정설에 반하는 이론으로 오랫동안 무시되었다.

그러나 세포 발달이 비가역적이라는 생각에 큰 변화가 일어났다. 대표적인 예로 노벨상을 수상하게 된 '유도만능 줄기세포' 실험의 성공과 복제 양 '돌리'의 탄생이 있다. 이 사건들을 계기로 줄기세포를 활용한 재생의학이 발전하며 최근 의학계에 새로운 희망을 불러일으켰다. 재생의학(再生醫學, Regenerative Medicine)은 인간의 세포, 조직, 장기를 대체하거나 재생시켜 활용하는 의학 분야이다.

줄기세포 개념에 대해서는 오래전 화제가 되었던 황우석 박사로 인해 언론을 통해서 많이 들었을 것이다. 그와 관련하여 또 하나 세계적인 뉴스였던 복제 양 돌리에 대해서도 일반인에게 소개가 많이 되기도 했다.

줄기세포란 원래 갑작스러운 세포 손상으로 세포 수가 크게 줄어들었을 때를 대비해서 예비비처럼 얼마간 비축해 놓은 씨앗 같은 개념이다. 여기서 줄기세포의 종류를 두 가지로 분류해서 설명할 수 있다.

> **성체 줄기세포** 이미 분화되어 각자의 고유한 기능을 가진 세포로, 예를 들어 간세포가 손상되었을 때 이를 복구하기 위해 비축된 세포이다. 그러나 이 성체 줄기세포는 오직 간을 만드는 데에만 쓰인다는 한계가 있다.
>
> **배아 줄기세포** 분화가 거의 이루어지지 않아 고유한 기능을 가지지 않은 미숙한 세포로, 예를 들어 난자세포와 같은 형태로 비축된 예비비 세포이다. 배아 줄기세포는 성체 줄기세포보다 덜 분화되어 있어 고유성이 적고, 이론적으로 모든 장기를 생성할 수 있는 가능성을 지니고 있다. 이 특성이 성체 줄기세포와 다른 점이다. 재생의학에서는 이 배아 줄기세포가 가진 커다란 가능성의 범주 때문에 더 선호하지만, 생명윤리 문제 등으로 아직 일반화되고 있지 않다.

복제 양 돌리 스토리와 줄기세포

복제 양 돌리의 탄생 일화를 알아보자. 복잡하고 어려운 원리는 생략하고 간단하게 줄이는 점을 양해바란다. 돌리라는 양의 체세포에서 유전자를 채취한 후 핵이 제거된 다른 암양의 난자와 결합시키고 특별한 조작을 통해 배아 줄기세포를 얻었다. 그리고 이 배아 줄기세포를 또 다른 대리모 자궁에 이식하여 새끼양 돌리를 낳게 한 것이다.

이렇게 모든 가능성을 간직한 채 분화가 거의 진행되지 않은 상태의 세포를 줄기세포(stem cell)라고 한다. 줄기세포라는 명칭은 다양한 발현 가능성을 지니고 있는 씨앗과 줄기 같은 역할을 한다고 해서 붙여졌다. 역분화한 줄기세포를 다시 원래의 통상적인 세포 발달 과정으로 되돌려 재분화(redifferentiation)시켜서, '돌리'라는 전체 생명체, 한 마리의 양으로 만들어낸 것이다. 이것이 바로 복제 양 돌리이다.

철부지 암세포를 정상 세포로

이와 같은 줄기세포의 연구는 세포 발달 과정을 거꾸로 되돌릴 수 있다는 가역성(可逆性)을 보여주는 중요한 발견이었다. 특히, 노벨상을 수상한 야마나까 신야 박사의 '유도만능 줄기세포(iPS cell)' 실험은 성체 세포를 초기 줄기세포 상태로 되돌리는 데 성공한 사례로 세포의 발달 과정을 역으로 돌릴 수 있다는 가능성을 증명한 중요한 연구였다. 그러다 보니 최근에는 배아 학설에 근거한 암 줄기세포 이론이 연구의 핫이슈로 떠오르며 암 재발과 전이를 막는 방법을 찾기 위한 연구가 급속도로 진행되고 있다.

암 배아 학설을 통해 암 원인을 정리해 보자면 이렇다. 저체온, 저산소, 그리고 노폐물에 의해 오랫동안 고립된 성체 세포가 산소

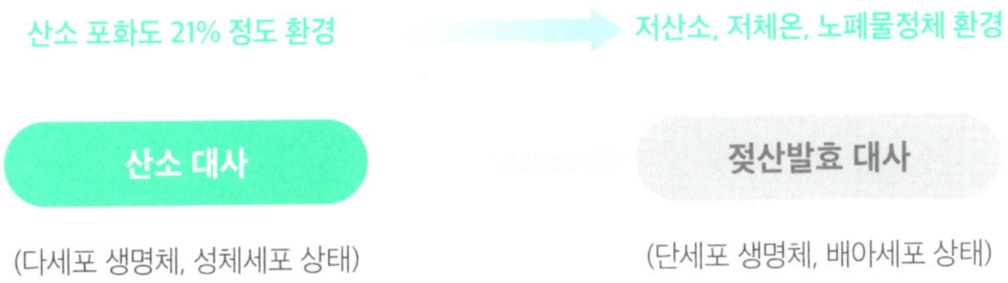

산소 포화도 21% 정도 환경　　→　　저산소, 저체온, 노폐물정체 환경

산소 대사　　　　　　　　　　　**젖산발효 대사**

(다세포 생명체, 성체세포 상태)　　　(단세포 생명체, 배아세포 상태)

[그림 1] 산소 대사와 젖산발효 대사

대사도 못하고 주변 세포와 소통도 못 하게 되니 각박한 환경에서 대부분 죽게 된다. 그런데 이 저산소 환경에서 어떻게든 살아보려는 생존 전략으로 '에너지 대사 방식' 스위치를 바꿔 단세포적 생존 방식으로 살아남은 세포가 바로 암세포이다.

　진화적으로 발달한 다세포 생명체는 효율성이 높은 산소 대사를 주로 한다. 반면 단세포 생명체는 효율성은 많이 떨어지지만 저산소 환경에서 빨리 에너지를 만들 수 있는 젖산발효 대사 방식을 선택한다. 그리고 단세포 생명체는 바이러스나 미생물들처럼 빠른 속도로 무한 증식하는 특징이 있는데, 암세포도 단세포적 방식으로 빠르게 증식하며 성장한다. 이런 단세포적 행태를 보이는 세포가 바로 암세포인 것이다. 그런데 이런 저산소 환경에서 빠른 증식을 하는 단세포적인 에너지 대사 방식을 암세포가 어떻게 알게 되었을까?

　암세포는 외부에서 침입해 온 외부 생명체가 아니고 원래 내 세포였기 때문에 내 안에 이런 단세포적인 대사 방식, 세포증식 방식에 대한 정보가 이미 있다는 뜻이다.

　임신 초기 배아 상태일 때 배아는 일시적으로 단세포적 방식으

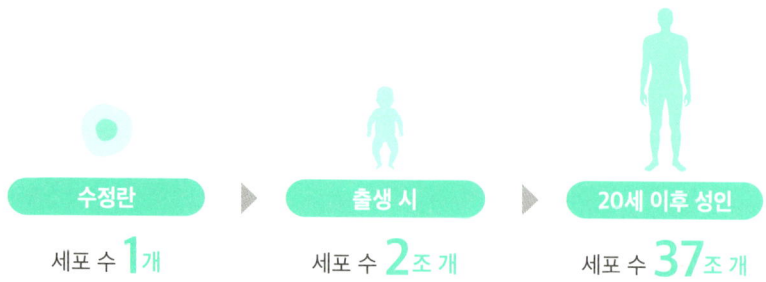

[그림 2] 인간의 세포 발달 주기

로 활동한다. 하나의 수정란 세포가 자궁이라는 저산소 환경에서 출산할 때까지 10달 동안 대략 2조 개의 세포로 증식된다. 2조 배만큼 10달 동안에 증식하려니 얼마나 빨리 분열하고 증식했는지 짐작이 될 것이다. 우리가 모두 엄마 자궁에서 배아 상태였을 때 경험한 단세포적인 대사방식을 암세포가 학습하거나 납치해 온 것이다.

출생 후에는 보통 약 20세까지 세포 수가 계속 증가하며 최종적으로는 약 37조 개의 세포 수를 유지한다. 출생 후 20년 동안에는 약 18배에서 19배의 속도로 세포 수가 증가하는 셈이다. 출생 전에는 2조 배의 속도로 증식하다가 출생 후에는 20세까지 훨씬 천천히 증식하는 것이다. 그리고 20세 이후에는 더 이상 세포 수는 증식시키지 않는데, 이런 3단계의 증식 속도의 변화가 있어야 건강한 세포의 발달 주기라 할 수 있다.

또 다른 예로 식물의 발생 주기를 살펴보자. 식물의 생애 주기는 봄과 여름에 싹을 틔우고 줄기를 키우며, 가지를 뻗고 꽃을 피우는 등 발산적인 증식을 거친다. 그러나 가을이 되면 더 이상 식물은 키를 키우는 발산을 하지 않고, 대신 잎사귀를 떨어트리고 열매를 맺으면서 수렴적으로 에너지를 집중시킨다. 겨울이 되면 모든 에너지를 갈무리해서 오로지 씨앗에 축적한 후, 다시 땅속으로 들어가 새로운 순환을 시작한다.

건강한 세포는 원래 이렇게 봄, 여름, 가을, 겨울철의 순리를 알고 움직인다. 그러나 암세포는 그 순리를 따르지 않으며, 봄과 여름만 반복하고 가을과 겨울이 없이 무한 증식한다. 그야말로 철을 잘 모르는 '철-부지(不知)' 미숙한 세포인 것이다. 그렇다면 이제 이 철부지를 어떻게 다스릴 것인가가 큰 과제가 된다. 기존의 방법, 즉 매서운 칼날과 강력한 독으로 더 이상의 무한분열증식을 멈추게 하는 방법도 있지만, 생명체 전체가 감당해야 할 대가가 너무 크다. 게다가 다시 재발 전이되는 경우도 종종 생기게 되니 기존의 방법만으로는 안심할 수 없어서 난감하다. 뭔가 더 온전하고 지속 가능한 방법을 찾아야 한다.

앞서 언급한 원리를 다시 한 번 잘 생각해 보자.

성숙하고 건강한 세포가 미숙한 세포로 퇴행하는 것이 암세포라면, 반대로 미숙한 암세포를 다시 성숙한 세포방향으로 유도할 수 있다면, 암세포가 건강한 세포로 바뀌는 것도 가능할 것이다. 실제로 이 가설은 과학적으로 입증되었다. 암세포가 생겨날 수밖에 없었던 저산소 환경에서 성체 세포가 배아세포로 역분화(逆分化)하듯이 반대로 좋은 환경을 조성하면 암세포가 정상 세포로 재분화(再分化)하여 원래 상태로 회복될 수 있다는 사실이 후성유전학적 실험을 통해 검증된 것이다. 이는 암 치료에 획기적인 희망을 주는 중요한 발견이다.

2. 재발 전이의 주원인, 암 줄기세포

종양표지자의 이해

암 덩어리를 잘 살펴보면 여러 가지 종류의 세포가 섞여 있다. 처음 발병했을 때의 암 덩어리를 크게 나누어서 보면 1~2%의 암 줄기세포(cancer stem cell)와 나머지 98%를 차지하는 일반 암세포(non cancer stem cell)가 있다. 달리 말하면, 빠르게 증식하는 일반 암세포와 씨앗처럼 움직임 없이 분열하지 않고 잠재적인 증식의 가능성만을 품고 조용히 기다리고 있는 암 줄기세포(또는 암 씨앗세포)가 있다는 말이다. 바로 이 암 줄기세포가 암의 재발과 전이에 주로 관여한다고 보는 관점이 2001년 〈네이처〉지에 발표된 유명한 논문으로부터 시작되었다. 이 논문에서 중요한 주장은 "인간배아 유전자는 암세포에서 재발현된다.(Human embryonic genes re-expressed in cancer cell)"라는 것이었다. 이 발표를 통해 모호했던 암의 발생 메커니즘에 대한 큰 그림이 비로소 명확해졌다고 할 수 있다. 네이처 지의 발표처럼 배아 시기에 주로 발현되던 물질들이 성인 암세포에서 재발현된다는 사실이 밝혀지면서 암 진단의 원리가 선명해졌다. 즉, 성인의 혈액검사에서 배아시절에 분비되던 물질이 나타나면 암의 가능성이 높다는 점이 확인되었다. 그래서 혈액검사시 성인의 혈액에서 배아 시절에 분비되던 물질들을 검사한다. 이러한 물질들은 종양표지자로 활용되는데 종양이 있는지 없는지, 종양이 더 자라는 상태인지 아닌지를 판별할 수 있게 되었다.

예를 들어 대장암, 직장암, 폐암, 유방암, 췌장암 등의 다양한 암에서 검출될 수 있는 CEA(Carcino Embryonic Antigen, 암 배아항원)라는 종양표지자가 있다. CEA에는 '배아'라는 뜻의 'Embryonic'이 들어간다. 이름에서 알 수 있듯이 성체 세포에서 배아 시절에 분비되는 이 물질이 검출되면 CEA 수치를 통해 "아, 이건 암세포로 역분화된 것이겠구나."라는 것을 알 수 있다.

또 다른 예로 간암이나 생식세포 종양에서 잘 검출되는 AFP(Alpha-Feto Protein, 알파태아단백질)라는 종양표지자가 있다. AFP에도 태아라는 뜻의 'Feto'라는 단어가 들어간다. 태아 시절에 주로 분비되는 물질이 다 큰 성체 세포에서도 검출이 되니까 암세포로 역분화된 것으로 추론하는 것이다.

3대 표준 치료의 효용과 한계

현재 의료 시스템에서 일반적으로 사용되는 암 치료법은 수술, 항암 치료, 방사선 치료라는 세 가지 표준 치료법이다. 그중 1세대 항암 치료로 알려진 세포독성 항암제는 암세포만 선택적으로 공격하는 치료제가 아니다.

사실 '항암제(抗癌劑)'라는 용어는 다소 오해를 불러일으킬 수 있다. 항암 화학요법(chemotherapy)은 빠르게 분열·증식하는 모든 세포를 억제하고 죽이는 화학 약물이다. 따라서 '암을 표적으로

한 화학 요법'이라는 표현이 더 정확하며, '항(抗)-쾌속 증식 세포제'라고 부르는 것이 더 적절할 수도 있다.

모든 세포는 분열과 증식을 할 때 여러 단계의 주기를 거친다. 이때 항암제는 세포분열의 특정 단계에서 다음 단계로 진행하는 데 필요한 과정을 치단하거나 억제하는 방식으로 작용한다. 다시 말해, 항암제는 내 몸에서 빠르게 증식하는 모든 세포를 파괴하는 원리로 설계된 약물이다. 이 때문에 항암 치료는 암세포뿐만 아니라 빠르게 분열하는 건강한 세포도 함께 손상시킬 수 있다. 이것이 세포독성 항암제의 치료 기전이다.

일반적으로 암세포는 빠르게 증식하는 특성이 있기 때문에 이런 항암제를 투여하면 많은 암세포가 죽는다. 그런데 우리 몸의 건강한 세포 중에도 빠르게 증식하는 세포들이 존재하는데 그 대표적인 예가 모발 세포, 점막 세포, 골수 세포, 생식 세포 등이다. 항암제는 이런 세포들 또한 같이 죽일 수 있다는 안타까움이 있다. 물론 잃는 것보다 얻는 것이 많다면, 치료 효과를 생각해서 이런 방법을 선택할 수 있다. 일부 건강한 세포가 손상되더라도 빠르게 성장하는 암세포를 효과적으로 제거할 수 있기 때문에 어느 정도 효과를 나타내면서 치료되기도 한다. 이렇게 실보다는 득이 많은 경우, 항암제는 여전히 효과적인 치료법으로 고려될 수 있다.

문제는 암 줄기세포 억제

문제는 항암제가 전혀 효과가 없거나, 오히려 마이너스 효과를 유발하는 경우이다. 이러한 마이너스 효과는 암세포의 역분화(逆分化) 단계에 따라 결정된다.

앞서 암은 원래 잘 분화된(well differentiated) 성체 세포가 거꾸로 미분화된(undifferentiated) 배아 세포 방향으로 퇴행하는 과정에서 발생하는 질환이라고 설명했다.

이렇게 암세포가 미분화된 방향으로 역분화될수록 정상 성체 세포 조직과의 차이가 커지며, 조직학적으로도 변화가 심해진다. 이러한 경우 암 치료의 예후는 더욱 나빠진다. 특히, 이런 미분화 상태의 끝판왕이라 할 수 있는 것이 바로 암 줄기세포(cancer stem cell) 상태라고 할 수 있다.

암이 재발 또는 전이되었다는 것은 이미 그 자리에 자리 잡고 있었지만 조용히 때를 기다리던 소량의 암 줄기세포가 본격적으로 영향력을 발휘하는 단계로 활성화되었다는 의미이다. 따라서 이 암 줄기세포를 효과적으로 억제할 방법을 찾지 못하면, 암 치료는 내성으로 인한 재발과 전이의 위험에서 벗어나기 어렵다. 현재의 표준 치료법은 재발하거나 전이된 암의 치료에 있어 치료율이 급격히 떨어지는 한계를 보이고 있기 때문이다.

여왕벌의 특성을 닮은 암 줄기세포

암 줄기세포를 은유적으로 표현하면 집단 사회생활을 하는 벌 중에서 여왕벌에 비유할 수 있다. 수천, 수만 마리의 일벌이 있지만 여왕벌은 한 마리다. 벌집을 들여다보면 빠르게 움직이는 부지런한 일벌은 많이 보이지만 여왕벌은 잘 관찰되지 않는다. 여왕벌은 상황에 따라서 번식할 가능성을 품고서 벌집 안에 조용하게 있다.

여왕벌은 조용히 있고, 부지런히 움직여서 하는 일은 주로 일벌들이 한다. 그런데 주변 상황이 변하여 갑자기 일벌 수가 줄어 번식할 필요가 있으면 여왕벌은 많은 일벌과의 생식을 통해 개체 수를 늘리는 작업을 한다. 이것이 줄기세포가 하는 일과 똑 닮았다.

건강한 사람의 성체 줄기세포는 부상 등으로 인하여 세포의 손상이 많을 때를 대비해서 복구할 수 있는 예비 자원을 비축해 놓은 것과 같다. 경영할 때 만일의 경우를 대비하여 총예산 중 일부를 비축해 놓은 예비비 같은 것이다. 예를 들어 피부 세포의 성체 줄기세포라면, 피부가 많이 손상되었을 때 피부를 빠르게 재생할 수 있는 능력을 갖추게 된다.

반면, 배아 줄기세포 성격을 가진 암 줄기세포는 성체 줄기세포보다 더 강력한 능력을 갖추고 있다. 성체 줄기세포보다 배아 줄기세포가 더 많은 가능성을 품은 더 미숙한 세포이기 때문이다. 마치 특정 분야에 한정되지 않고 모든 분야에 전용할 수 있는 예산처럼 미숙한 세포는 여러 가지 다양한 암세포를 번식시킬 수 있다. 게다가 기존의 약물에 반응하지 않는 고약한 암세포들을 더 강력하고 새롭게 발생시키기 때문에 큰 골칫거리가 되는 것이다.

암 줄기세포를 다스리는 두 가지 방법

암의 전이와 재발을 막으려면 1) 암 줄기세포까지 뿌리 뽑거나

2) 암 줄기세포를 정상 세포로 돌아오게 해야한다. 그래야 암을 근본 치유했다고 할 수 있다. 초발암의 경우 암 줄기세포는 비록 암 전체 질량 중 겨우 1~2%에 불과해서 눈에 잘 안 띄지만 그 자체가 '암의 씨앗'이 되어 환경만 주어지면 이전의 환경을 극복하고 더 강한 녀석들로 번식하는 특성이 있다.

1) 전이 재발을 다스리는 첫 번째 방법

'암 줄기세포까지 뿌리 뽑는다'는 것은 '여왕벌의 번식 능력을 없앤다'는 개념과 비슷하다. 이를 위해 찾아낸 천연식물의 지혜가 있다. 식물은 자신을 지키기 위해 자신을 잡아먹는 동물의 번식 능력을 없앨 수 있는 성분을 만들어내는 능력을 발휘하는데, 그 원리를 활용하여 암 줄기세포까지 제거하는 것이다.

모든 생명체의 일차적 목표는 생존과 번식 두 가지이다. 식물이 봄, 여름, 가을 동안 열매를 숙성해 맛있게 만드는 이유는 동물에게 잘 먹히고 싶어서이다. 움직일 수 없는 식물 입장에선 이동할 수 있는 동물의 특성을 이용하여 열매 속 씨앗이 여러 장소로 잘 퍼트려지기를 바라기 때문이다.

동물이 열매를 먹고 대변을 보면 씨앗은 딱딱한 껍질 속에 싸여 채 소화되지 않고 그대로 나오게 된다. 동물은 여기저기 돌아다니며 대변을 보니 식물 입장에서는 여러 곳으로 씨앗을 퍼트릴 수 있어 번식에 유리해진다.

그런데 아직 씨앗이 다 여물어지지 않은 때에 먹히면, 식물에게 낭패다. 그래서 씨앗이 다 여물지 않았을 때의 열매는 풋 냄새가 많이 나고 맛도 쓰고 떫다. 동물이 먹고 싶지 않게 만드는 것이다.

그럼에도 배가 고픈 동물은 식물이 익지 않았더라도 먹을 수 있으니, 열매껍질에 독성 물질을 많이 만들기도 한다. 먹고 배탈이 나거나 문제가 생기게 말이다.

식물은 이 전략을 확장하여 덜 익은 열매를 먹은 그 동물에게 위해를 기해 다시 못 먹게 하는 것보다 더 효율적인 전략을 만들았다. 그것은 그 동물의 번식 능력을 망가뜨려 많은 새끼를 낳지 못하게 하는 것이다.

이렇게 식물이 스스로 개발한 파이토케미컬(phytochemical)을 암 치료에 활용하면 암 줄기세포를 억제하는 약이 된다. 암 줄기세포는 씨앗처럼 번식 능력을 가진 세포이기 때문에 번식능력에 대한 제어는 암 줄기세포를 다스리는 데 매우 중요한 치료법이 된다. 이런 식물의 지혜를 잘 활용한 한약이 암 줄기세포로 가는 다양한 경로를 다스린다는 것을 세포 실험, 동물 실험으로 검증도 해 보았다. 이 내용을 바탕으로 SCI 국제학술지에 5차례 암치료 천연물로 논문을 등재하였고, 우리나라 특허청에서 〈암 치료용 약학적 조성물〉로 3가지 특허를 획득하기도 했다.

이 모든 과정에는 많은 시간과 노력이 필요했지만 고생한 보람도 있었다. 온전한 암치료를 위해 동서의학 통합의 필요성을 공인받은 사실에 정말 기뻤다. 이런 성과를 계기로 앞으로 우리나라 많은 한의사, 양의사들이 동서의학을 통합하여 전세계 암치료에 선두가 되는 '케이메디(K-MEDI)'를 이뤄보자고 말씀드리고 싶다. 대한

파이토케미컬은 그리스어로 '식물'을 뜻하는 파이토(phyto)와 화학물질을 뜻하는 케미컬(Chemical)의 합성어로, 유해 환경을 이겨낼 수 있도록 건강에 도움을 주는 생리 활성을 가진 식물성 화학물질.

민국은 동·서 의학이 함께 존재하는 특별한 장점이 있으니 이를 잘 활용해 나가자고 여러 의사, 한의사, 연구기관, 정부기관에 부탁하고 싶은 것이다. 뛰어난 역량을 가진 분들의 발걸음에 작은 디딤돌이 되기를 간절하게 소망한다.

2) 전이 재발을 다스리는 두 번째 방법

또 다른 방법으로 전이와 재발의 원인이 되는 암 줄기세포를 정상 세포로 되돌리려면, 암세포 주변의 미세환경을 바꾸어 주어야 한다. 이는 암세포가 노폐물이 정체된 환경에서 발생한 것이기 때문이다. 따라서 노폐물을 정화해야 종양 미세환경이 개선된다. 그중에서도 음식을 통한 정화 방법을 먼저 세 가지로 소개하고자 한다.

첫 번째로, 매일 먹는 식사에서 노폐물을 잘 정화해 주는 식재료를 선택해야 한다. 두 번째로는, 무엇을 먹느냐보다 더 중요하다고 할 수 있는 식사 방법이다. 더 이상 노폐물이 축적되지 않게 소화 흡수력을 높이는 식사 방법이 필요하다. 세 번째로는, 세포 표면에서 주변 세포와 소통 역할을 하는 '섬모(cilia)'를 복원해야 한다. 이를 위해 섬모를 구성하는 8가지 당 영양소의 충분한 공급이 필요하다. 이들 영양소는 글루코스, 갈락토스, 만노스, 퓨코스, 자일로스, N-아세틸글루코사민, N-아세틸갈락토사민, N-아세틸뉴라민산으로 이들 영양소는 식물이 완숙하는 과정에서 만들어진다. 현대적 시장 물류 시스템에서는 보관 및 유통의 편의성을 위해 완숙되기 전에 수확하기 때문에 이 당 영양소의 섭취가 쉽지 않다. 이 점이 많이 아쉽다 보니 건강기능식품 형태로 판매되기도 한다.

나는 이럴 때 실험정신이 발동하게 된다. 앞서 언급한 세 가지 원리를 모두 반영한 음식물을 만들어 보고, 임상 결과를 통해 검증해 보고 싶었다. 섬모 복원의 목표뿐만 아니라, 장내 미생물의 먹이가 되는 섬유질까지 공급할 수 있도록 좋은 식재료를 활용하여 수프와 퓌레 형태로 개발했다. 또한, 유익균을 접종해 발효시키는 다양한 방법을 시도하여 흡수력을 더욱 높였다.

그 결과, 특허까지 개발을 완료했고, 임상에서도 적용해 보니 원리대로 확실한 효과를 확인할 수 있었다. 불과 며칠 만에도 많은 환우들이 대변이 황금색으로 잘 나오고 속이 편해지는 변화를 체험했다.

앞으로 더 많은 사람들이 이러한 치유 원리를 활용하여 보다 좋은 암 치유 음식을 개발하고, 공인된 방식으로 널리 활용할 수 있기를 바란다. 이러한 창의적 노력이 어렵게 느껴지는 분들이라면 현재 SNS에서 많이 언급되는 '히포크라테스 수프'나 '채소 수프'를 활용해 보기를 추천한다. 임상 결과에서도 암 환우들에게 일정 부분 효과가 확인되었기 때문에 자신 있게 추천하는 바이다.

암 줄기세포를 다스리기 위한 심리적 치유

암 재발 전이의 원인이라고 알려진 암 줄기세포를 다스리기 위해서 심리적 치유는 필수적이다. 그 이유를 임신 중 일어나는 면역 작용의 변화를 통해 이해해 볼 필요가 있다. 인간이 엄마 뱃속에서 수정란이었을 때, 이미 아빠의 유전자와 엄마의 유전자가 융합된 상태였다. 즉, 남자의 정자와 여자의 난자가 결합하여 수정란이 형성된 것이다.

  수정란의 경우, 여성의 입장에서 난자는 동질적인 내 세포지만, 정자는 이질적인 다른 세포이다. 이때 만약 면역력이 작동하면 이질적인 것이 섞여 있는 수정란은 당연히 제거되도록 되어 있다. 따라서 수정란이 동질적인 나로 인식되도록 면역을 억제하는 법칙이 작동한다. 그래야 번식이 성공할 수 있기 때문이다. 그리고 이런 법칙을 '면역관용' 또는 '면역 회피'라고 부른다.

  하지만 문제는 번식을 위해 필요한 이 기능을 암세포가 '납치'하거나 학습하여 활용한다는 점이다. 이렇게 면역 회피 방법을 배우고 T세포나 NK세포 같은 면역세포가 있어도 면역 반응이 제대로 일어나지 않도록 만들어 생존하는 암세포가 있다. 바로 재발 전이의 주원인인 '암 줄기세포(cancer stem cell)'이다.

  여러 번 강조했듯이, 암으로 인한 사망의 90%는 재발과 전이로 인한 것이며 그 핵심은 암 줄기세포로 귀결된다. 그런데 아쉽게도 암 줄기세포는 약물만으로 100% 완전히 다스리기 어렵다. 단일 성분의 약물보다는 복합 천연물을 활용하면 치료의 범위를 넓힐 수는 있다. 하지만 물질 자체는 국소적인 한계를 가지며 100% 완전한 치유를 포함할 수 없다. 오직 '마음(정신)'만이 100%의 전체성을 포함할 수 있다.

  이제 새로운 관점인 심리적 치료적 방법을 보완하여 암 줄기세포를 온전히 다스릴 수 있는 원리를 살펴보자. 여기서 흥미로운 점은 임신 초기 수정란 단계에서 사용되는 '융합(fusion)'이라는 생물학적 개념이 심리학에서도 동일한 의미로 사용된다는 것이다. 조금 더 들어가 보자. 가족 상담의 대가인 머레이 보웬(Murray

Bowen)의 가족체계 이론에서는 심리의 탄생과 분화 발달을 다음과 같이 표현한다.

> "태중에 있을 때와 초기 유아 상태에는 아기와 엄마가 분리된 둘이 아니라 하나라고 생각하는 심리적 융합단계가 존재한다."

아기는 엄마가 자신과 동일한 마음을 가지고 있으며, 자신의 모든 것을 해결해 줄 것이라고 믿는다. 즉, 엄마가 자신에게 필요한 모든 돌봄(caring)과 양육(nurturing)을 무조건적으로 제공할 것이라고 기대하는 미숙한 상태인 심리적 융합 단계에 있다는 뜻이다.

융합이란 강한 결속력을 가지며 새로운 창조를 위한 기본조건이다. 그러나 이 책 2장에서 언급하게 될 자궁암 여성의 사례처럼 친정 아버지로부터 정서적으로 독립하지 못하고 계속 머물러 있는 경우가 문제다. 이로 인해 더 이상 분화(differentiation)와 발달(development)이 이루어지지 않고 융합 상태에 머물게 되면 심신의학적으로 암을 유발하는 환경이 조성될 수 있다는 것이다.

1) 공감과 지지

태아나 유아 시기, '심리적으로 융합된 상태'인 경우에는 무조건적인 돌봄이 필수적이다. 심리학에서는 이 단계를 '건강한 애착(愛着)'을 형성하는 시기라고 한다. 태아나 유아는 '무조건적인 돌봄' 없이는 스스로 생존할 수 없기 때문에 생물학적으로 굶어 죽거나 얼어 죽을 위험이 있다. 심리적으로도 마찬가지다. 이 시기의 아기는 사랑과 보호를 갈구하며 엄마에게 집착하는 '애착 행동'을 보인다. 떼를 쓰면서라도 엄마 곁에 꼭 달라붙으려는 본능적인 행동을 하는데 그래야 생존에 성공할 수 있기 때문이다.

이 시기에 충분하고 안정적인 애착이 형성되면 아이는 비로소 스스로 독립할 수 있는 '뱃심'을 가지게 된다. 그러나 건강한 애착이 제대로 형성되지 않으면 성장한 후에도 무의식적으로 인간관계에서 의존성이 응어리처럼 남아 있게 된다. 대인관계에서 기대와 실망을 반복하는 '롤러코스터 감정'으로 쉽게 상처를 받고, 여러 관계에서도 고통을 경험할 가능성이 커진다. 따라서 우리 내면에 깊이 응어리진 결핍과 상처를 풀어나가기 위해서는 어린 시절 건강한 애착이 형성되지 않았던 지점을 찾아 해결해야 한다는 것이 '건강한 애착 이론'의 활용법이다. 건강한 애착이 충분히 형성되어야 비로소 독립해서 사회에 나가 미지의 세계를 탐험할 힘이 생긴다. 두려움에 압도되지 않고 자기답게 사는 자신감, 당당함, 뱃심이 생긴다고 본다.

일단, 무조건적 돌봄으로 건강한 애착이 형성되고 나면 비로소 안정감을 얻고 앞으로 나갈 수 있게 된다. 이렇게 내 마음의 주파수를 맞출 때, 내 몸의 세포들도 이 주파수에 공명한다. 암 줄기세포 단계에 머물러 있지 않고 자기다운 역할이 있는 건강한 세포로 분화 발달하게 된다.

이때 우선 필요한 심리 치유는 '공감 치유'와 '지지 치료'다. 지지 치료란 스트레스에 압도되어 두려움으로 회피하는 성향을 극복하고, '나다움'에 대한 당당함을 갖도록 돕는 치료이다. 치료자가 잘 공감해 주고 격려해 주면서 따뜻하게 연결되어 있음을 느낄 수 있게 해주고 힘을 실어주는 '돌봄 치료'들이 이 단계의 치료에 해당한다.

2) 정서적 독립

충분한 돌봄을 받는 초기 유아 단계를 거쳐 시간이 지나 더 성장하면서 '어머니(또는 아버지)와 나는 다른 개체로구나'라고 깨달으면서 심리적 융합을 벗어나 부모와의 정서적 독립을 해야만 하는 단계가 필요하다.

'나'는 어머니의 몸을 빌려 태어났기에 모계로부터 어느 정도 영향을 받는다. 그러나 독립된 개체로서 '나다움'을 꽃피우는 과정은 심리적 성숙을 의미하는데, 결국은 어머니와 아버지를 떠나야 비로소 완성이 된다. "한 청소년이 어른이 되기 위해서는 한 번은 그 부모를 크게 실망시키는 일이 있어야 한다"라는 말이 있듯이, 어느 단계에서는 단호한 독립선언이 필요하다.

이런 과정을 분석심리학의 창시자인 칼 융은 이렇게 설명한다.

> "인간은 처음에는 심리적 융합에서부터 시작하지만 결국은 인간 정신이 충분히 분화(分化)되어 균형이 잡히고 난 뒤에, 통일된 인격 상태인 '개성화 과정(individuation)'의 독립이 이루어져야 한다."

분석심리학에서 '개성화'는 자기 자신을 아는 것, 즉 살면서 환경에 적응하느라 쓴 가면을 벗고 '원래의 자기 자신'을 알아가는 과정이다. 이것은 일종의 '자기실현'이다. 융은 '개성화 과정을 통해 남과 비교할 필요 없이 자기만의 고유성을 꽃 피워야 한다'고 말한다. 이 과정은 생물학적 형태 변화를 보아도 이해가 된다. 배아 단계에서 세포는 모두 똑같이 동그란 형태를 가지고 있다. 하지만 시간이 지나면서 배아세포는 분화하여 성체 세포가 되고, 이때 세포들은 각기 다른 형태로 변하며 약 200가지 종류로 나뉘게 된다. 200가지 성체 세포는 각각 개성을 가지며 특정한 역할을 맡게 된다. 예를 들어, 간세포와 폐세포는 서로 다른 형태를 가지며 각자의 기능에 맞게 고유한 방식으로 구조를 형성한다.

3) 타인과 비교하지 않는 나다움에 대한 자신감

세포가 이렇게 분화되어 발달해서 성체 세포가 되면 결국 간세포, 폐세포, 심장세포, 피부세포 등 각자의 고유한 역할을 갖게 된다. 그러한 고유한 역할을 하던 세포가 뒤로 퇴행하듯이 초기 미숙한 배아 상태로 돌아간 것이 바로 암세포라고 했다.

이 퇴행의 원인을 심신 통합적으로 해석해 볼 수 있다. 자기만의 고유한 역할에 대해서 당당하지 못하고, 타인과 비교하며 불만족을 느끼는 경우이다. 그러다 보니 너나 나나 다 비슷하게 똑같았던 미숙한 배아 상태로 되돌아가고 싶은 심리적 파동이 있어 뒤로 퇴행하듯이 되돌아갔다고 보는 것이다. 이때 적절한 심리적 치유는 남과 비교하지 않고 자신만의 고유한 삶에서 당당한 의미를 찾는 〈의미 치료법〉이 적당하다고 할 수 있는 것이다.

이는 유대인으로서 아우슈비츠 수용소에서 죽음의 문턱에서 통찰을 얻고 살아남았던 의사 빅터 프랭클(Viktor Frankl)이 창시한 '의미 치료(logo therapy)'에서 힌트를 얻을 수 있겠다. 의미 치료란 개인의 삶에서 의미와 가치를 찾는 것에 주된 목적을 두는 치료 기법이다. 다시 말해, '나다운 삶'의 의미를 찾고, 남과 비교할 필요 없는 '나다움'에 대한 자신감과 존재감을 느끼는 것이 이 단계의 치유법에 해당한다.

이는 자신답게 꽃피우는 소명을 찾는 일이라고 할 수 있고, 세계적인 비교 종교학자 조셉 캠벨(Joseph John Campbell)이 말하는 '자신의 천직'을 찾는 과정이라고도 할 수 있겠다. 이는 앞서 언급한 '정서적 독립 치료'와도 깊이 연결되어 있다. 자신만의 고유한 천직을 찾지 못하면 현재의 삶에 만족하지 못하게 된다. 무의식적으로 스스로를 바보 같다고 느끼거나 타인들이 나를 평가하고 비웃는 것처럼 느껴져서 너나 나나 똑같았던 어린 시절로 돌아가고 싶은 마음이 생길 수 있다. 그러면 '지금 여기(Here & Now)'에 머물지 못하고, '그때 거기'로 밀려나는 무의식적 마음의 방향성이 생긴다.

이러한 심리적 패턴은 몸에도 영향을 미칠 수 있다. 무난히 기능하던 정상 세포조차 암세포처럼 미숙한 상태였던 그때로 '역분화'하여 되돌아갈 가능성이 생긴다. 따라서 심신 의학에서는 미숙한 배아세포로 퇴행하려는 이 무의식적 움직임을 방지하고, '지금 여기(Here & Now)'에서 나다움을 당당히 받아들이기 위한 '의미 치료(Meaning Therapy)'를 수행하는 것이다.

4) 심리치료에서 밀고 당기기 모두 잘하는 방법

암 줄기세포를 다스리는 심리치료에 대한 설명 후, 어떤 70대 여성 환우분과 나눈 대화이다.

"원장님, 그러니까 이미 어른이 된 세포들이 옛날 엄마 뱃속에 있었을 때로 되돌아간다는 말이죠?"

"네, 맞습니다. 그런 뜻입니다."

"아, 참… 이미 지나온 길을 왜 다시 빠꾸를 해서 되돌아가는 걸까요?"

"글쎄요, 그러게 말입니다."

"○○님은 길을 가다가 어떤 경우에 왔던 길을 되돌아가게 되던가요?"

"아, 뭐… 제 경우는 집에서 가스를 안 잠그고 왔나 싶을 때 다시 돌아가는 경우가 있었지요."

"아! 그렇겠네요. 바로 공감이 됩니다."

"그리고 또 어떤 경우에 어딘가 갔는데 금방 다시 집에 돌아가고 싶을 때가 있었을까요?"

"음… 그건 가보니 기대했던 것과 달리 마음에 들지 않아서 바로 집에 가는 게 낫겠다 싶을 때죠. 마을회관에서 뭔가 재미있는 행사가 있다고 해서 갔는데, 어떤 이는 노래를 부르고, 어떤 이는 춤을 추는데 다들 박수를 많이 받고 인기가 좋더라고요. 그런데 저는 노래도 춤도 별로 못하니까 좀 못난이 같은 기분에 마음이 불편했어요. 같이 간 사람들이 말려도 바로 집으로 와버린 적이 있었네요."

이 대화를 나누면서 심리치료의 방향도 환우분의 반응과 똑같이 작용한다는 사실을 깨닫고 빙그레 미소가 지어졌다.

첫 번째 방향은 집을 떠났다가 가스를 안 잠그고 온 것 같아서 다시 돌아가는 행동에서 비롯된다. 이때, '건강한 애착' 형성 치료가 필요하다. 어린 시절 충분히 받고 싶었으나 받지 못했던 돌봄의 결핍과 상처는 마치 잠그지 않고 온 가스 스위치처럼 시간이 흘러도 우리의 마음을 강하게 당기는 힘을 만든다.

예를 들어, 어렸을 때 억울해서 응어리진 경험이 미해결 과제로 남아 있다면 성인이 되어서도 이상하게 억울한 일이 반복적으로 생기고, 억울한 일에는 특히 물불 안 가리고 자기도 모르게 그 감정에 빠져들어 힘들어지는 패턴을 보이게 된다.

이러한 경우를 치유하는 대표적인 심리치료 방식이 '상처받은 내면아이(Inner Child) 치유'이다. 내면아이는 '성인아이(Adult Child)'라고도 불린다. 겉으로는 이미 충분히 성장한 성인처럼 보이지만 내면에는 부모의 돌봄이 필수적이었던 어린 시절의 결핍과 상처를 여전히 안고 있는 상태이기 때문에 붙여진 이름이다. 따라서 그 핵심 감정을 알아채고, 충분한 공감과 애도, 지지 작업을 해주는 과정이 필요하다.

이 과정이 이루어지면 과거의 상처받은 내면아이는 상처를 완결시켜 더 이상 나를 붙잡아 두지 않고, 고통의 늪에서 벗어날 뿐만 아니라, 결국 나만의 창조성을 발현하는 '놀라운 아이(Wonderful Child)'로 변화하게 된다. 이 치료법을 좀 더 깊이 이해하고 싶다면, 존 브래드쇼(John Bradshaw)의 『상처받은 내면아이 치유』라는 책을 추천한다.

두 번째 방향은 어딘가에 갔을 때 내 존재감이 느껴지지 않고 위축되어서 바로 집으로 되돌아가고 싶은 경우이다. 이때는 '나의 천직'을 찾는 의미 치료가 필요하다. 누구와 비교할 필요 없이, 이 우주에서 오직 단 하나뿐인 유일한 존재가 바로 나 자신이기 때문에 '나다움'에 대한 당당함을 갖는 것이 무엇보다 중요하다. 지금 내가 있는 이곳에서 존재감이 없다고 느껴지면, 과거로 돌아가게 밀어내는 강한 무의식적 힘이 작용하게 된다. '지금 여기(Here & Now)'에 대한 만족이 부족할수록, '그때 거기로(Then & There)' 차라리 돌아가는 게 나을 것 같아서 거꾸로 가게 하는 힘의 방향성이 생긴다는 뜻이다.

그렇다. 이렇게 어린 시절 돌봄의 결핍에 매몰되면 자꾸 과거로 되돌아가고 싶은 '끌어당기는 힘'이 작동한다. 지금의 나에게 당당하지 못하면 나를 현재에서 벗어나도록 '밀어내는 힘'이 작동한다.

우리는 이 무의식적 '당기는 힘'과 '미는 힘'이 내 안에서 어떻게 작동하는지 깊이 탐색해 볼 필요가 있다. 혼자 해결하기 어려울 때는 심신 의학 전문가의 도움을 받아도 좋다. 공감과 지지 속에서 결핍을 치유하고, '나다움'에 대한 자기 사랑을 키워서 해결해 나가자. 그렇게 되면, 암 줄기세포는 더 이상 존재할 이유가 사라지면서 자연스럽게 소멸하고 암세포는 다시 건강한 세포로 '재분화(再分化)'하여 원래 상태로 돌아가게 된다. 이 치료 원리를 '재분화 요법'이라고 부른다.

3. 암 치료의 나침반, 후성유전학

유전자로 인한 고통의 대물림, 고리를 끊어내다

후성유전학(後成遺傳學 epi-genetics)이란 타고난 유전이 아니라 태어난 뒤에 이루어지는 유전자 변화를 연구하는 학문이다. 다시 말하면 우리가 선천적으로 물려받은 유전자가 있다고 해도 환경과 조건에 따라 후천적으로 발현될 수도 있고, 발현되지 않을 수도 있다는 개념이다. 이것을 '유전자의 표현형'이라고 하는데 이렇게 원래의 유전자 특징 못지않게 유전자 주변 환경이 중요하다는 것이 검증된 것이다. 그래서 이제는 '나'라고 하는 DNA뿐 아니라 내 주변 환경, 내 주변 생태계를 전체적으로 살펴보는 종합적이고 시스템적인 관점이 중요해졌다.

우리는 유전자는 한번 결정되면 계속 가는 것, 변하지 않는 것이라고 이해하고 오랜 세월 동안 그렇게 알고 있었다. 그러나 후성유전학이 발전하면서 유전자 변화가 환경에 따라 달라질 수 있다는 사실이 밝혀졌다. 이는 매우 놀라운 발견이다.

후천적으로 환경을 개선해 주면 유전자가 발현되는 스위치가 꺼지면서 원래 상태로 돌아갈 수 있다. 암은 유전자 변이 질환이기 때문에 이는 암 치료에 있어 매우 기쁜 소식이다. 최근까지의 후성유전학 연구 결과에 따르면, 암의 95%는 후천적으로 유전자 표현형을 조절하기만 하면 다시 건강을 회복할 수 있다는 사실이 밝혀져 환자들에게 큰 희망을 주고 있다. 그래서 현재 암치료는 반드시 후성유전학에 초점을 맞추어야 한다는 인식이 확산되고 있다.

끄고 켤 수 있는 유전자 스위치

후성유전학에서는 부모로부터 물려받은 유전자라도 특정 유전자 스위치를 끄거나 켤 수 있다는 사실을 밝혀냈다. 그렇다면 각각의 세포에서 이 유전자 스위치는 어떻게 작동하고 있을까?

남성의 정자와 여성의 난자가 만나 최초 세포인 수정란이 만들어질 때 남녀의 유전자가 합쳐져 23쌍의 염색체를 구성한다. 그리고 이 염색체는 수정란에만 있는 것이 아니다. 다 성장한 여러 성체 세포에도 똑같이 23쌍이 들어있다.

예를 들어 간세포(肝細胞)는 수정란과 동일하게 23쌍의 염색체를 가지고 있지만, 간세포 기능을 하는 유전자만 발현된다. 즉, 간세포는 알부민을 합성하거나 혈액 응고와 관련된 간 기능 역할을 하는 유전자만 스위치를 켜고 나머지 유전자는 스위치를 꺼두는 방식으로 작동한다. 폐세포도 마찬가지로 수정란에서 받은 23쌍의 염색체를 모두 가지고 있지만 폐 기능에 관련된 유전자만 켜고 다른 유전자는 비활성화된 상태로 유지된다. 이제, 유전자 스위치의 작동 방식에 대해서 조금만 더 들어가 보기로 하자.

바보야, 문제는 환경이야!

95%의 암은 유전자 스위치가 제대로 켜지지 않거나 꺼지지 않아서 발생한다. 유전자 스위치가 제대로 작동하지 않아 발생하는 것이다. 이렇게 스위치를 켜고 끄는 역할을 하는 대표적인 생물학적 메커니즘이 바로 '메틸레이션(Methylation)'이다. 용어가 익숙지 않아 낯설겠지만 암 예방과 치료에 도움이 되는 음식이나 약물을 선택할 때 매우 중요한 개념이므로 알아두면 좋다. 메틸레이션

은 유전자의 발현 여부를 조절하는 '스위치' 역할을 하는데, DNA의 특정 부위에 '메틸기(CH_3-)'가 붙으면 해당 유전자의 스위치를 꺼두는 역할을 한다. 건강에 좋은 유전자를 물려받았더라도 잘못된 생활습관이나 환경으로 인해 해당 유전자가 메틸레이션되어 스위치가 꺼지면, 봉인이 씌어지듯이 유전자가 발현되지 않는다. 반대로, 나쁜 유전자를 가지고 있더라도 후천적인 환경 조절을 통해 해당 유전자를 메틸레이션하여 스위치를 꺼버리면 발현을 억제할 수 있다.

이러한 후성유전학의 원리는 '씨앗과 토양 이론(Seed and Soil Theory)'으로도 표현된다. 좋은 씨앗(유전자)이 옥토(건강한 환경)에 떨어지면 생명이 피어나지만, 자갈밭(불리한 환경)에 떨어지면 아무리 좋은 씨앗이 있어도 생명이 자라지 못한다. 이 개념을 반영해 후성유전학의 핵심 메시지를 패러디한 유명한 표현이 있다. 클린턴 대통령의 대선 캐치프레이즈였던 "바보야, 문제는 경제야!(It's the economy, stupid!)" 이를 빗대어 후성유전학에서는 이렇게 말한다. "바보야, 문제는 환경이야!" 즉, 유전자가 아니라 환경이 더 중요하다.

이렇게 스위치를 켜고 끄는 메틸레이션을 제대로 작동시키기 위해 필요한 주요 영양소는 메티오닌, 엽산, 콜린이다. 이들은 녹황색 채소, 견과류, 효모와 한약재인 차전자(車前子)에도 많이 들어있다. 그리고 방해하는 음식도 있는데 대표적으로 술이다. 술을 많이 마시면 알코올 대사 과정에서 이 3가지 영양소를 자꾸 배설시켜 버리니 과도한 음주는 피하는 것이 좋다.

메틸기(CH_3-)는 우리가 섭취하는 음식에서 공급되므로 음식의 종류가 매우 중요하다. 적절한 음식을 섭취하여 메틸레이션을 위한 재료가 구비되면 이제는 메틸레이션 기능을 정상적으로 유지할 수 있는 능력이 필요해진다. 즉, 유전자 스위치를 제대로 끄고 켤 수 있도록 신호 전달 경로를 정상적으로 유지하는 것이 중요한데 이 과정은 단순히 음식 섭취만으로 해결되지 않으며, 심리적 균형과 신체적 건강이 함께 조화를 이루어야 가능하다. 후성유전학에서는 음식 섭생뿐만 아니라, 마음을 다스리는 것이 유전자 조절의 핵심 요소라고 본다. 메틸레이션에 필요한 재료(영양소)가 충분하다고 해서, 유전자 조절이 저절로 이루어지는 것이 아니다. 심리적 안정과 신체적 건강이 조화를 이루어야, 유전자 스위치가 정상적으로 작동하고, 재발과 전이 없이 암세포를 치유할 수 있다.

4. 암 억제유전자 P53의 활용

암세포를 자살하도록 유도하는 P53 유전자

대표적 암 억제 유전자(tumor suppressor gene)에 P53 유전자가 있다. P53 유전자는 세포의 이상 증식을 억제하고 암세포가 스스로 자살하도록 유도하는 대표적인 유전자이다. 이 유전자는 1973년 처음 발견되었지만, 얼마나 큰 의미가 있는지 그 중요성이 처음에는 잘 알려지지 않았다. 여기서 P는 단백질을 말하는 protein의 첫 글자이며 53은 단백질의 분자량을 의미한다. 한때

P53이 암을 일으키는 암유전자라고 오해받기도 했다. 암세포에서 항상 P53이 발견되었기 때문이다. 그러나 자세히 연구한 결과 P53 유전자는 암 억제 유전자 중에서 대장이라고 할 만큼 영향력이 크다는 게 밝혀졌다.

모든 암세포의 약 60%에 이 P53 유전자의 변이가 영향을 미친다고 밝혀졌다. 특히 한국인에게 많이 나타나는 바이러스성 간염으로 인한 간암도 P53의 기능 이상에서 비롯된다고 알려져 있다. 이러한 발견은 암의 조기 진단과 치료 가능성에 중요한 단서를 제공하고 있다. 연구에 따르면, 비정상적인 P53을 가진 암세포에 정상적인 P53 유전자를 넣어주면 암의 증식을 막을 수 있다고 밝혀지기도 했다.

세포자살

세포는 손상을 입으면 스스로 재생하고 복구하려는 노력을 한다. 이때 손상의 수리를 위해 주변 세포에 신호를 보내 자원을 모은다. 그러나 수리가 불가능할 때는 세포자살을 선택한다. 주변에 폐를 안 끼치려는 마음이다. 이것이 다세포 생명체에서 건강한 세포의 모습이고 공생(共生)의 아름다움이라 할 수 있다.

전쟁 영화를 예로 들어보자. 전장에서 한 대원이 부상을 당했을 때, 동료는 그를 부축해서 어떻게 해서든 본부로 데리고 가려 한다. 작은 상처라면 데려가는 것이 의미가 있지만, 너무 큰 상처를 입었을 때는 다르다. 자신을 구하려는 소대원 전체가 함께 죽을 수도 있기 때문이다. "나는 이미 늦었으니 너희들은 다 빠져나가야 된다. 아니면 너희들도 다 죽는다"라고 외치는데 그래도 동료들이 가지 않으니 다친 병사는 스스로 총을 쏴서 자살한다. 동료들이 자신을 포기하게 만드는 것이다. 이와 비슷한 방식으로 다세포 생명체에서도 세포는 자신을 희생하여 전체 생명체를 보호하는 방식으로 행동한다. 이것이 건강한 다세포에서 일어나는 '세포자살(Apoptosis 아포토시스)'이다.

암세포는 어떨까? 암세포는 이와 다르다. 암세포는 자기 생명을 늘리는 데에만 관심이 있다. 다세포 생명체인 전체와의 공생에는 관심없이, 멈추지 않고 오로지 자신만 무한 증식한다. 이것이 암세포의 단세포적인 특성이다.

멈추면 비로소 선명해지는 것들

앞서 언급한 것처럼, 모든 암세포의 약 60%가 P53 유전자 변이에 의해 영향을 받는다. 그래서 P53을 최전선에서 연구하는 많은 과학자들이 암 예방과 치료 분야에서 황금시대의 문 앞에 와 있다고 믿는다.

이토록 중요한 P53 유전자를 활성화하는 물질들이 천연물에서 지속적으로 발견되고 있기 때문에 천연물 기반의 암 치료에 더욱 관심을 가질 필요가 있다. 또한, 심신 통합 치유적으로도 보완하면 그 효과는 더욱 온전해진다. P53 유전자는 첫째, 멈출 줄 아는 파동을 가지고 있고, 둘째, 세포자살(Apoptosis)처럼 전체를 위해 자신을 희생할 줄 아는 공동체 정신의 파동을 지닌다. 한편, P53 유전자는 'STOP 유전자'라는 별칭으로도 불리는데, 이 'STOP'의 의미는 삶의 습관에서도 매우 중요하다.

더러 임상에서 만나는 환우 중에 지금까지의 생활 방식과 일을 멈추지 않으려는 분들이 있다. 오랫동안 유지해 온 관성이 있기 때문에 '멈추는 것'이 어색하게 느껴질 수 있다. 그리고 왠지 큰일 날 것 같은 막연한 두려움과 불안이 생길 수 있다. 사실, 이런 불편함은 옛날 습관을 바꾸려 할 때 나타나는 일종의 '금단(禁斷) 증상'으로 이해해야 정신을 더욱 똑바로 차리고 변화에 대비할 수 있다.

'금단증상'이라는 용어는 중독 치료를 할 때 다루는 주요 주제이지만, 습관 치료와 중독 치료는 매우 흡사한 특성을 가지므로 이 개념을 적용할 수 있다. 그러나 멈추면 비로소 선명해지는 것들이 있다.

첫째, 멈추면 밝은 방향이 보인다.
둘째, 내 감정의 움직임을 객관적으로 인식할 수 있게 된다.
셋째, 고요함에서 나오는 본질적인 에너지의 힘을 느낄 수 있다.
나는 암 환우들에게 이렇게 제안한다.

> "암 진단을 받았다면 일단 최소 100일 이상은 모든 것을 멈추고 예전과 다른 환경에서 살아보십시오. 그렇게 실행하는 것이 'STOP 유전자'로 알려진 P53 유전자의 메시지를 따르는 방법입니다. 이제 얼마간 낯선 곳에서 P53의 '멈춤'과 '공동체 정신' 파동에 공명하는 생활을 해 보시기 바랍니다. 그것은 재발 없는 암 치유를 위해서 꼭 필요합니다."

혹시 마음의 파동이라는 표현이 낯선 분들을 위해서 이제부터 파동의 과학적 원리를 좀 더 설명해 보도록 하겠다.

5. 마음 파동으로 치유하는 암

마술 같은 파동의 힘

현대인의 삶에서 라디오, TV, 스마트폰과 같은 기술들은 떼어낼 수 없는 존재가 되었다. 이들이 해내는 일을 생각하면 참 신기한 일이다. 수천 킬로미터 밖에서 일어나고 있는 일들을 바로 눈앞에서 일어난 듯이 보고 들을 수 있으니 말이다. 불과 100년 전만 해도 불가능하다고 여겨졌던 일이 이제는 마치 마술처럼 현실이 되었다. 이 놀라운 변화의 핵심에는 바로 보이지 않는 '파동'의 역할이 있다.

우리 눈에는 보이지도 않고 거의 느껴지지도 않는 파동의 움직임인 주파수에 따라 남극에서 일어나는 일도, 사막에서 일어나는 일도 보고 들을 수 있다. 이런 장면들을 우리는 라디오나 TV, 스마트폰을 통해 경험하는데 결국 우리가 보고 듣는 것은 눈에 보이지 않는 파동 에너지에 의해 형성된 형태일 뿐임을 알 수 있다. 파동 송신이 없다면 라디오, TV, 스마트폰은 아무것도 보여주거나 들려

사이매틱스 실험 유튜브 바로가기

줄 수 없다. 즉, 우리가 경험하는 모든 것은 '파동'에 의존하며 우리는 그 파동의 영향을 받는 종속된 존재라고 할 수 있다.

그리고 보고 듣는 것에서 더 나아가 직접 만질 수 있는 물질 형태까지도 파동에 의해 결정이 된다. 이를 시각적으로 증명한 학문이 바로 '사이매틱스(cymatics)'이다. 스위스의 의사 한스 제니(Hans Jenny)가 개발한 이 학문 체계에서는 파동이 물질의 형태를 어떻게 결정하는지 보여준다.

유튜브 등을 통해 '사이매틱스'를 검색해 보면 위 링크 주소 내용처럼 파동에 의해 눈으로 보고, 손으로 만질 수 있는 물질 형태가 만들어지는 모습을 시각화해서 보여준다. 파동의 고유 주파수가 물질의 형태를 결정하는 원리는 '형태장(Morphic field)'이라 불린다.

예를 들어 730kHz, 520kHz, 20000MHz, 이렇게 주파수를 바꾸었더니 눈에 보이지 않는 그 파동 에너지에 따라 물질 입자들이 꼭두각시처럼 움직여 각각 그 파동에 따라서 다른 형태를 이루는 것을 눈으로 볼 수 있다. 어떤 주파수에서는 입자들이 귤 모양 형태를 만들고, 어떤 주파수에는 동심원 모양 구조가 만들어지기도 한다. 마치 어떤 주물, 틀, 프레임을 만들어서 물질을 부으면 거기에 물질이 꽉 차게 되는 것처럼 말이다.

또한, 이 과정에서 밀도가 높은 곳과 낮은 곳이 생겨나는 모습을 볼 수 있다. 우리 눈에 보이는 물질 구조가 왜 이렇게 생겼는지 파악이 안 되었지만 알고 보니 그 구조의 틀을 결정하는 것은 이렇듯 눈에 보이지 않는 파동의 영역이더라는 것이다.

이런 현상을 설명하는 용어가 '형태장(Morphic field 形態場)'이다. '형태장'은 물질이 형성되는 구조와 형태를 결정하는 보이지 않는 에너지장이다. 이 원리는 단지 평면적인 물질 구조에만 해당하는 것이 아니라, 3차원적인 물질 구조가 앞, 뒤, 위, 아래로 움직이는 방식까지 파동에 의해 결정된다는 것을 보여준다. 리처드 거버(Richard Gerber) 박사의 연구에서도 물질의 형태와 움직임이 결국 파동에 의해 규명된다는 사실이 밝혀졌다.

이 '형태장' 원리는 심신 통합적으로 암을 치료하는 것과 아주 밀접한 관련이 있다. 마음의 파동이 물질을 변화시킨다는 뜻이기 때문이다. 한의학에도 '기(氣)가 혈(血)을 이끌어 간다'는 원리가 있다. 눈에 보이지 않는 기(氣)라고 하는 에너지 파동이, 눈에 보이는 물질인 혈(血)을 이끌어가며 어떤 형태를 결정한다는 것이다. 한의학의 원리 또한 형태장 원리와 일치하는 원리이다.

생각, 감정, 의지가 치유의 근본

이 원리를 우리의 질병 치유에도 적용하는 것이 현명하다. 질병은 우리 몸의 물질 구조에 이상이 생겨 발생하지만, 그 원인을 물질적인 관점에서만 접근하기보다는 눈에 보이지 않는 파동의 영향까지 고려해야 온전해진다는 점을 알기 때문이다.

물질의 구조와 움직임을 결정하는 중요한 요인은 바로 보이지 않는 파동의 에너지장이다. 이 때문에 고압선 아래에서 오랫동안 살면 질병이 생긴다는 연구 결과도 나오는 것이다. 이렇게 외부에서 오는 파동뿐만 아니라 우리는 내부에서도 끊임없이 파동을 만들어내는데, 그것이 바로 '마음의 파동'이다. 우리의 생각, 감정, 의지 등으로부터 일어나는 '마음의 파동'은 몸에 영향을 미친다.

마음의 파동과 관련한 흥미로운 일본 학자들의 연구 내용도 있어 소개하고자 한다. 연구에 따르면 분노와 같은 부정적 정서 상태에 오래 있는 사람에게는 그 마음의 파동, 즉 염파(念波)에 의해서 우리 몸에 있는 구리 중금속의 배출이 잘 안된다는 연구 결과가 나온 것이다. 또 우울과 수치심의 마음 상태가 오래되면 수은이라는 중금속이 킬레이션(해독) 치료를 해도 잘 빠져나가지 않는다는 연구 결과도 나왔다. 심신 통합적으로 보면 매우 고개가 끄덕여지는 부분이다.

맥진(脈診)에서도 파동을 체크하는 것이 중요한데, 동양 의학과 서양 의학은 맥을 해석하는 방식에서 차이를 보인다. 서양 의학의 맥진은 수치화할 수 있는 어떤 것, 즉 맥박이 1분에 몇 번 뛰는가 등을 관찰해서 진단에 참고한다. 반면 동양의학에서는 그것뿐만 아니라 맥의 느낌과 형태를 참고하는 것도 중요하게 여긴다. 맥이 긴장되어 있다, 속이 비어있는 것 같다, 위로 떠 있는 것 같다, 아래로 가라앉은 것 같다 등 파동의 성질을 파악하는 것을 진맥의 요소로 보고 있다. 그것을 통해 무의식적인 몸의 움직임을 파악하는 데 굉장히 중요한 데이터로 삼는 것이 차이점이다. 이렇듯 마음의 파동을 치료에 활용하는 것은 현대 의학이 한계를 느끼고 있는 난치병, 특히 암치료에 꼭 보완해야 할 부분으로 강조하고 싶다.

도깨비 통증의 실체

이와 관련된 흥미로운 실험이 있다. 바로 '키를리언 사진'이다. 나뭇잎을 따다가 일부분을 가위로 잘라낸 후 키를리언 사진기로 찍어보았다. 얼마 동안 잘리기 이전의 완전한 잎 상태 그대로 사진이 찍혔다. 물질 구조는 없어졌지만 그 구조를 결정하는 설계도인 형태장은 물질이 없어진 후에도 한참 동안 남아있다는 걸 보여주는 실험이다.

이런 현상을 우리 인체에서도 느끼는데 바로 환상통(phantom pain)이다. 손이나 발이 잘린 환자가 이미 물질로서 내 몸에 붙어 있지 않은 그 신체의 부분이 따갑고 가렵다거나 아프다고 호소하는 증상이 생기는 것을 말한다. 물질인 다리나 팔은 절단되었지만,

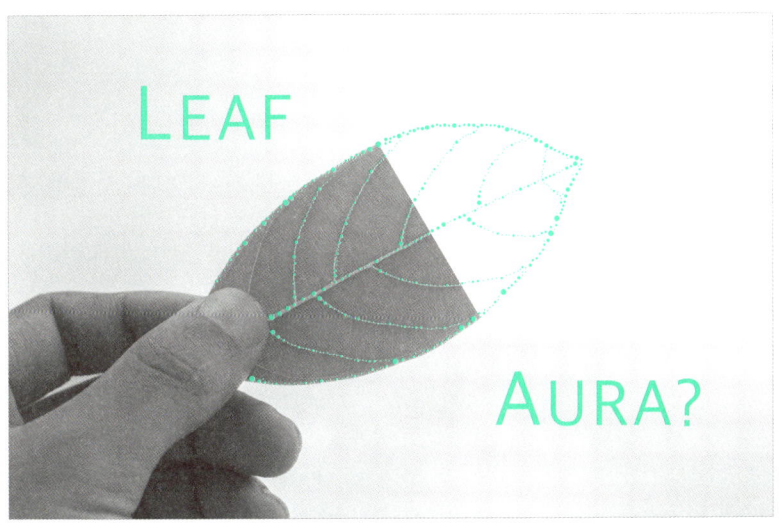

[그림 3] 형태장을 보여주는 '키를리언 사진-유령 나뭇잎'의 예시
우리가 눈으로 볼 때는 없었던 빛이나 파장 등이 사물 주변에 나타나게 된다.

그로 인한 에너지장은 그것이 있었던 원래 그 자리에 남아있기 때문이다. 당사자는 정말 확실하게 감각이 느껴지는데 다른 사람들은 다 고개를 갸웃거리니 당사자는 억울해한다. 그래서 이 환상통을 '도깨비 통증'이라고도 부른다. 나는 그 억울함을 이해한다. 내가 한의과대학에서 서양의학의 양방생리학을 배울 때 비슷한 경험이 있어서 그렇다.

우리가 음식을 섭취해서 에너지원이 되는 3대 영양소가 소화 흡수되어서 에너지를 만들어낼 수 있는 최소의 시간이 있다. 즉 탄수화물, 지방, 단백질 중 제일 빠른 영양소인 탄수화물의 포도당이 에너지가 되려면 적어도 1~2시간 이상이 걸린다는 것이 서양의학의 생리학 이론이다.

양방생리학 교수님께 질문했다. "그렇다면 우리가 배도 엄청 고프고 힘도 하나도 없다가 밥 한 그릇을 먹고 나서 바로 힘이 나는 것은 왜 그런가요?" 대답은 이러했다. "그렇게 밥을 먹자마자 에너지가 생길 수는 없다. 적어도 한두 시간이 걸린다. 힘이 난다는 것은 실체가 아니라 그냥 플라시보(placebo) 효과일 뿐이다." 그때 나는 환상통을 느끼는 사람의 억울함이 이해가 되었다. 자신은 실제로 느끼고 있는데, 다른 사람들은 그럴 리가 없다고 네가 착각하고 있는 거라고 말했을 때의 억울함 말이다.

양방생리학 교수님의 설명은 아무리 생각해도 우리 생명체가 느끼는 실상과는 차이가 나는 설명 같았다. 그런데 동양의학에서의 관점을 공부하다 보니 이해되는 부분이 있었다. '기(氣)는 아주 빠르게 전달되고 신속히 힘을 낸다'는 원리였다. 아! 그래서 우리가 음식을 먹을 때 '곡기(穀氣)라도 취하니 힘이 난다'라는 표현을 쓰느구나 하고 고개가 끄덕여진 것이다. 곡물의 물질적 영양분이 소화 흡수되어서 에너지원이 되려면 시간이 오래 걸릴텐데 곡물의 기운인 곡기는 금방 작동하기 때문이다.

암 치유에 중요한 파동 치료 1

암세포에는 없고 건강한 세포에는 있는 것

평소 주변 사람과 소통하는 것이 귀찮고 힘들다고 소통을 포기하는 생활 태도를 가지면 '소통하지 않는 에너지 파동'이 생길 것이다. 그 결과 우리 몸 세포도 그 파동에 공명하여 주변과 소통하지 않고, 자기 세포 증식에만 관심을 갖는 단세포적 형태와 단세포적 특성을 가질 수 있다. 이런 세포가 바로 암세포라는 사실에서 중요한 통찰을 할 수 있다.

암세포와 건강한 세포를 구분하는 중요한 물질적 형태 중 주목할 부분이 바로 세포 표면의 가는 털인 '섬모(纖毛, cilia)'이다. 섬모는 주변 세포와 긴밀히 소통하는 역할을 한다고 밝혀져 있다. 건강한 다세포 생명체의 세포 표면에는 섬모가 많이 있는 반면 단세포화 되어버린 암세포에는 섬모가 사라지는 현상이 관찰되는데, 이 점이 매우 흥미롭다.

암세포도 원래는 건강한 내 세포여서 섬모가 많았을 텐데 어떻게 해서 섬모가 사라졌을까를 연구해 보니 중요한 원리가 발견되었다. 그것은 바로 '모든 생명체는 효율성을 추구한다'는 원리이다. 멍게가 그 사례로 자주 인용되곤 한다.

멍게가 유충이었을 때는 헤엄쳐서 이동하는 기능이 있는데 이때는 뇌를 가지고 있다. 그런데 성체가 되어 바위에 붙어 움직일 필요 없이 정착하면서부터는 자기 뇌를 먹어 치워버린다고 한다. 뇌는 동물들이 움직이는 선택을 할 때 필요한 기관이다. 식물처럼 움직이지 않게 되면서부터 필요가 없기 때문에 효율성을 위해 그 뇌를 흡수하여 다른 자원으로 쓴 것이다.

암세포도 그러하다. 다세포 생명체로서 있을 때는 주변 세포와 긴밀하게 소통할 필요가 있으니 섬모가 많이 있었지만, 단세포적으로 고립되면서 주변과 소통할 필요가 없어지면서 섬모를 없애버리는 효율성을 추구한 것이다. 그런데 이렇게 환경에 적응하여 기능과 형태를 바꾸는 놀라운 생명체의 원리를 역이용하면 암세포를 건강한 세포로 다시 돌릴 수도 있게 된다.

첫째, 세포를 고립시키는 원인이 되는 세포 사이의 노폐물을 정화해 준 다음 둘째, 세포 섬모의 구성 물질을 음식 치료를 통해 보충하고 셋째, 원래 기능을 되돌리기 위해 '소통의 에너지 파동'을 만들어 유지해 주는 것이다.

이 과정을 거치면 형태장(Field Morphogenesis) 원리에 따라 암세포는 섬모가 있는 형태로 다시 변화하게 된다. 즉, 암세포에 섬모가 많아진다면, 그것은 더 이상 암세포가 아니라 건강한 세포로 회복된 것을 의미한다. 따라서, 암 환우들이 정화·해독 치료로 세포 사이의 노폐물을 제거하고 음식 치료로 세포 섬모 복원을 위한 필수 영양소를 공급한 다음, 마지막으로 주변 사람들과 자주 소통하는 생활 습관을 형성하여 심리적 균형을 유지하는 소통 치료의 3단계 치유 과정을 거쳤을 때 암세포는 내성 없이 건강한 세포로 변화하며 온전한 암 치료가 완성되는 것이다.

이것이 바로 최근 크게 각광받고 있는 '재분화 요법(Redifferentiation Therapy)'의 심신 의학적 원리이다. 그래서 나는 우리 병원을 '소통과 치유, 성장의 공동체'라고 명명하고, 소통 훈련은 근본적인 암 치유를 위해 선택이 아닌 필수 요소라고 강조한다.

암 치유에 중요한 파동 치료 2

고요할 때 지혜가 떠오른다

몸과 마음을 이어주는 통합 치유자로서 나를 풍성하고 깊게 만들어준 체험은 인도에서 보냈던 두 번째 안식년의 일이었다. 오래 머물렀던 인도 푸나의 오쇼 아쉬람은 동서양의 다양한 명상법과 테라피의 체험장이었다. 동서양의 다양한 명상과 테라피를 체험하며 얻은 깨달음은 결국 명상(冥想)이라는 글자의 뜻 그대로 '생각을 고요하게 한다'는 것에서 찾을 수 있었다. 명상(冥想, 瞑想)은 한자에서 어두울 명(冥)자, 또는 눈 감을 명(瞑)자에 생각할 상(想)자를 쓴다. 글자 그대로 해석해 본다면 '상념을 환하게 불 켜듯이 분주하게 활동하지 않고 어둡게 한다', '상념을 고요하게 한다' 혹은 '상념을 잠들게 한다'는 것이 명상 글자 그대로의 뜻이다.

다른 관점으로 해석해보면 명상은 외부로 향했던 시선을 안으로 돌려 내면을 바라보는 것이다. 밖에서 찾고자 했던 많은 의문에 대한 답이 다름 아닌 내 안에 있다는 것을 명상은 알려준다. 그리고 그 답은 오히려 생각을 많이 할 때 나오지 않는다. 생각을 내려놓고 마음을 고요하게 할 때, 문제를 풀 수 있는 지혜가 툭 떠오르게 되면서 답이 내부에 있다는 것을 체험하게 해준다.

명상은 테라피의 궁극적 형태

　명상을 기반으로 하는 많은 테라피를 체험하면서 그동안 한의사로서 임상에서 만났던 환우들이 겪고 있는 몸과 마음의 고통을 큰 그림으로 정리해 보았다. 다양한 고통들은 결국 두 문장으로 정리가 되었다. 모든 질병은 '머리가 복잡'하고 '가슴이 답답'한 데에서 비롯되었다는 것이다. 머리의 생각과 가슴의 감정이 흐르지 않고 뭉쳐 있을 때 우리는 고통을 느낀다. 그리고 생각과 감정을 흘려보내고 비워낼 때 몸과 마음이 이완되고 에너지가 충전된다. 이렇게 머리와 가슴이 비워질 때 깊은 치유가 일어나고 무한한 에너지 원천과 연결되는 게 느껴진다. 그런 의미에서 명상의 영어 단어가 meditation이고 의학은 medication인데, meditation(명상)이 medication(의학)과 어원이 같다는 점이 이해가 된다.

　인류가 만든 명상법은 모두 112가지나 된다고 한다. 그 모든 방편을 관통하는 핵심은 머리와 가슴을 쉬게 하고 아랫배의 고요함에 머무를 때 모든 치유가 저절로 일어나는 것으로 정리가 되었다. 또한, 만성난치병을 해결할 미래 의학은 이 원리를 적절히 활용하는 것이라고 느끼며 근본을 치유하는 최고 의사는 최고 명상 지도자가 되어야 한다는 생각에 이르렀다.

　앞 장에서 언급한 대표적 암 억제 P53 유전자의 기능이 '멈춤'이라는 점과 이 기능을 만드는 형태장 원리를 다시 상기해보자. 명상으로 '멈춤'과 '고요함'의 에너지 파동을 늘 생활화하면 그에 따라 세포 입자들의 형태와 기능도 당연히 P53 유전자처럼 암을 억제하는 방향으로 따라온다. 그렇기 때문에 적절한 항암물질과 더불어 명상을 같이 하면 물질적 치료와 파동 치료가 조화를 이루어 온전한 치유를 가능케 한다는 뜻이다.

최고의 명상 지도자가 최고의 의사

세계 영향력 있는 100인에도 선정되었던 의사가 있다. 인도 출신 의사 디팩 초프라(Deepak Chopra)로 그는 하버드 의과대학에서 수련을 받은 후 서양의학과 명상, 그리고 인도 전통 의학인 아유르베다를 접목해 심신 의학의 새로운 지평을 열었다. 그의 책 『마음의 기적(Creating Health)』에 쓰여진 이 글을 보고 의료인으로서 앞으로 내가 가야 할 방향의 지도가 보다 명확해졌다.

> "마음이 인식하는 모든 것은 몸이라는 3차원 입체영상에 투사된다. 우리는 사실 하나의 몸과 하나의 마음을 갖고 있는 게 아니라 하나의 '몸마음(몸)'을 가지고 있다. 그것은 하나로 이어진 지성의 거미줄로서 모든 직관의 깜박임, 아미노산 배열의 다양한 변화, 전자의 온갖 진동으로 표현된다. 우리의 지성은 기계 속에 있는 유령이 아니다. 왜냐하면 우리의 몸 자체가 지능을 갖고 있기 때문이다."

마음의 파동 바꾸어 습관까지 가보자

　주변 세포와 소통하지 않는 암세포를 건강한 소통 세포로 바꾸기 위해서는 '소통 훈련'을 생활화하는 것이 중요하다고 앞서 언급했다. 소통하는 마음의 파동이 새로운 형대장을 만들기 때문이다. 그래서 단세포적으로 돌아가 주변 세포와 전혀 소통하지 않는 암세포가 이제 소통하는 건강한 다세포 생명체로 형태와 기능이 바뀌게 된다는 뜻이다.

　또한, 명상을 통해 고요함과 멈춤의 상태를 지속적으로 유지하면 암을 억제하는 새로운 형태장이 만들어진다. 그러면 그 형태장을 따라서 물질 입자인 암 억제 유전자 P53이 세포주기를 STOP(멈춤)시키는 기능과 형태가 활성화되어 암세포의 증식이 멈출 수 있게 된다. 그러나 이런 마음 자세를 한 번 가졌다고, 형태장이 한 번 만들어졌다고 유전자까지 변화되지는 않는다.

　뇌과학에 의하면 우리 몸의 통신망인 신경세포 뉴런(neuron)이 우리가 무슨 마음으로 한번 행동한다고 뉴런과 뉴런이 자동 연결되지는 않는다. 한번 행동하면 한번 연결되었다가 금방 쓱 사라지고 또 한 번 똑같이 행동하면 다시 연결했다가 또 금방 쓱 사라진다.

　이처럼 처음에는 행동이 잠시 연결되었다가 곧 사라지지만, 동일한 행동을 수백 번 반복할 때야 비로소 '아 이것은 내가 자동 시스템으로 연결해야 효율적이겠구나'라고 인식하고 자동적으로 연결되는 무의식적 네트워킹을 고정적으로 만들게 된다. 이런 무의식적 반복 패턴을 '습관'이라고 부른다.

형태장을 활용하는 파동 치료, 마음 치료도 똑같다. 수없이 반복해서 습관까지 되어야 비로소 완전하게 고정화된 시스템이 만들어진다. 이렇게 시간이 걸리고 끈기를 요구하는 이유는 오로지 생명의 안정성 때문이다. 한 번 행동한 것을 자동 시스템인 습관으로 기억 저장해 버리면 우리 몸 시스템이 너무 일이 많아지기도 하고 또 쉽게 위험해질 수도 있다. 그렇기 때문에 어떤 경우에도 안전한 지 최소 백 번은 확인하고서야 자동 시스템으로 연결하는 것이다.

그러니 빨리 습관이 안 바뀐다고, 빨리 유전자가 안 바뀐다고 불평하지 말자. 이렇게 늦게 바뀌어야 비로소 우리는 안심하고 살 수 있는 것이다. 좋은 행동 하나에 암 유전자가 바뀌면 좋겠지만, 만약 그렇게 빨리 암이 치유된다면, 암이 치유된 다음 날 좋지 않은 행동 하나에 다시 암이 걸리게도 된다는 뜻인 것이다.

이 과정에서 끈기와 반복이 중요하며 결과가 금방 나타나지 않는다고 좌절하지 않는 태도가 필요하다. 빨리 암이 치유되지 않으면 오히려 이렇게 생각해 보자. '그래, 그렇게 쉽게 병이 빨리 나을 수 있다면, 반대로 작은 자극에도 쉽게 병이 생길 수도 있겠지. 이렇게 몸의 시스템이 쉽게 바뀌지 않는 게 오히려 안정적인 거야. 안 그러면 낫고 나서도 언제 다시 아플지 몰라서 불안하잖아!'

6. 암이 좋아하는 종양 미세환경

만성 염증이 왜 암을 만들까?

만성 염증이 암의 원인이 된다는 사실은 이미 수많은 연구논문을 통하여 검증되었다. 만성 염증이 암을 만드는 과정은 이렇다. 우선 염증이 생기면 세포가 손상된다. 이 염증이 만성적으로 지속되면 세포의 손상도 계속된다. 한 번의 손상이 있을 때 한두 개의 세포가 아니라, 수백만 개의 세포가 손상되기 때문에 손상이 있을 때마다 손상된 세포만큼 보충하기 위해서 세포는 빠른 증식을 할 필요가 생긴다.

염증이 잠시 발생했다가 사라지는 급성 염증과는 달리, 만성 염증에서는 세포가 증식한 후에도 만성적으로 또 세포손상이 생기니 금세 또다시 증식을 반복해야 하는 상황이 이어진다. 그러다 보니 나중에는 자동으로 빠르게 세포를 증식하는 방식으로 유전자 방향성을 결정해 버린다. 유전자의 입장에선 그것이 더 효율적이라고 생각했을 것이다. 이 과정이 만성적으로 반복되면서 손상된 세포의 복구를 위해 빠르게 세포 증식 기능을 하는 유전자의 스위치가 계속 켜진 채로 세팅되어 활성화된다. 이렇게 빨리 증식하는 기능을 가진 유전자와 같이 따라가는 대표적인 유전자가 바로 '암유발 유전자(oncogene)'이다.

상처 회복 시스템의 작동이 걱정되는 점만 있는 것은 아니다. 모든 현상에는 빛과 그림자가 한 세트로 있는 것이고 다만 균형의 문제라고 보는 것이 정확한 관점이 될 것이다. 감염 등으로 염증이 생겨 세포가 손상되었을 때는 우선 빠르게 세포증식을 해야 하는 것은 우리 생명현상에 꼭 필요한 요소이기 때문이다.

보통 건강한 사람의 경우, 세포 증식이 일정 수준에 이르면 조절작용이 적절한 순간에 증식을 멈추게 한다. 그러나 이 과정이 너무 오랫동안 반복되면 문제가 생긴다. 반복적으로 세포가 손상되면 이 조절 기능의 스위치를 수없이 껐다 켰다 하다 지치게 된다. 그래서 아예 빨리 증식하는 방식으로 유전자 스위치를 고정해 버리는데 그 상태에서 생겨나는 게 바로 암세포이다.

이 때문에 암의 원인을 '반복되는 상처' 또는 '낫지 않는 상처'라고도 표현한다. 그리고 실제로도 수술 등으로 많은 세포가 손상되어서 상처회복 시스템이 작동될 때, 암세포도 성장하는 경향을 보인다는 점 때문에 수술 직후에는 특히 통합적 암 억제 치료를 더욱 집중적으로 보완해야 한다. 정리해 보면 결국, 암을 효과적으로 없애기 위해서는 만성 염증을 잘 다스리는 것이 필수적이라는 결론에 이른다.

결국, 암을 없애기 위해서는 만성 염증을 잘 다스려야 한다. 만성 염증이 계속 손상된 세포를 만들어내기 때문이다. 만성 염증이 빠른 세포 증식의 필요성을 잠시동안이 아니라 지속적으로 자극하는 한, 암 유발 유전자의 활성화는 막을 수 없게 된다. 따라서 암 치료는 결과(증상)가 아닌 원인(염증)에 초점을 맞춰야 하며, 이를 해결해 주지 않으면 재발 전이하는 내성에 대한 시원한 답이 없다는 뜻이다.

만성 염증의 부산물, 어혈을 풀어야 한다

만성 염증은 몸이 자주 다쳐서 생기기도 한다. 실제로 암이 많이 진행된 사람의 병력을 추적해보면 큰 사고가 있었던 경우가 많다. 그로 인한 상처와 어혈, 노폐물 등이 없어지지 않은 상태로 상처가 반복되고 지속되므로, 그곳에서 암이 발생하기도 한다. 심리적 상처 역시 만성 염증을 유발한다. 우리가 '속이 상하다'라고 말할 때 실제로 미세하게 관찰해보면 위장의 모세혈관이 상처 나서 출혈되는 것이 관찰되고 있으니, 육체적인 상처나 심리적인 상처는 같은 결과를 낸다고 보아야 한다.

이렇게 상처가 나서 출혈이 생기면 육상 동물에게 가장 급한 것은 지혈 기능이다. 지혈을 위해 우선 혈액 응고 요소가 상처 부위를 끈끈하게 잘 감싸게 된다. 그다음 손상된 많은 세포를 채워줄 수 있도록 빠른 속도로 세포가 증식되어야 한다. 그와 함께 새롭게 증식된 세포에 충분한 영양을 공급하기 위해 신생 혈관도 생성되어야 한다. 이를 위해 필요한 또 하나의 환경적 조건이 저산소 환경이다. 지혈-신생혈관-저산소환경, 이 3가지는 항상 한 세트로 움직이게 되어있다.

상처가 생겼을 때를 다시 살펴보자. 우선 지혈을 위해서 피떡(혈전)이 만들어져서 상처 부위를 끈끈하게 잘 감싸게 되면서 자연스럽게 상처 부위는 저산소 환경이 된다. 그리고 저산소 환경이 되면 자동적으로 빠른 속도로 세포 증식되는 유전자가 활성화된다. 또 자동적으로 신생혈관이 만들어지게 유도되어 새롭게 증식된 세포에 영양공급을 하게 된다. 이렇게 유전정보를 활성화하기도 하고 억제하기도 하는, 자동연계시스템을 일으키는 전사인자가 바로 암 치료 논문에 자주 등장하는 HIF-1(Hypoxia Inducible Factor-1, 저산소 유도인자1)이다.

물론 여기에 등장하는 혈액 응고 요소 또는 혈전(thrombus) 그리고 저산소 환경도 생리적으로 필요한 측면이 있다. 이런 것들이 생존에 필수적인 지혈 기능을 하기 때문이다. 문제는 더 이상 지혈이 필요 없는 상태에서 발생한다. 이때는 혈전이 분해되어 배설되거나 다른 형태로 흡수되어야 하는데 상처 부위의 혈액 응고 요소가 과도하게 남아 있으면, 이것이 문제를 일으킨다. 그것을 서양의학에서는 혈전(血栓), 한의학에서는 '어혈(瘀血)'이라고 한다.

지혈과 빠른 세포 증식과 재생, 신생 혈관 형성, 그리고 저산소 환경은 상처 회복 과정에서 필수적이지만, 이 과정이 일시적으로 끝나지 않고 멈추지 못한 채 만성적으로 지속된다면 혈액 응고 요소나 저산소 환경은 암 치유에 큰 장애 요소로 작용하게 된다. '나를 도와주었던 것이 한계를 넘어가면 괴롭히는 요소가 된다'는 철학적 통찰도 해보게 된다. 그래서 암 치유할 때 무엇보다 중요한 것은 어혈을 푸는 것이다. 어혈은 생체 내 치유 작용을 방해하는 병리적 산물이기 때문이다.

어혈에는 눈에 보이는 큰 덩어리 형태의 어혈도 있지만, 현미경을 통해서만 볼 수 있는 모세혈관 속 미세한 어혈도 있다. 만성 난치병의 치료를 위해서는 어혈을 풀어내기 위한 다양한 노력이 필수적이다. 어혈을 푸는 대표적인 방법은 한약으로는 구어혈제 (驅瘀血劑)가 있고, 양약으로는 혈전용해제가 있다. 한의학의 침, 뜸, 부항 등도 효과가 있다.

그중에서 스스로 할 수 있는 방법으로는 운동을 꾸준히 하는 것이다. 운동을 꾸준히 할 때의 효과는 아무리 강조해도 지나치지 않다. 운동을 하면 땀과 호흡을 통해 어혈과 노폐물이 잘 배출되고, 그뿐 아니라 스트레스 해소와 면역력 향상에도 큰 도움이 되기 때문이다.

이러지도 저러지도 못하는 갈등, 유전자를 바꾼다

만성 염증과 관련하여 더욱 주목해야 할 부분은 심리적인 원인으로도 만성 염증이 발생할 수 있다는 점이다. 신체 심리학에서는 '이러지도 못하고, 저러지도 못하는 심리적인 갈등 또는 교착(交錯) 상태가 오래되면 몸에 만성 염증이 만들어진다'고 파악하고 있다. 일반적으로 염증은 외부 감염에 의해 들어온 박테리아나 세균을 물리치기 위해 면역세포 등이 동원되는 자연스러운 회복 과정에서 나타난다. 그런데 심리적인 갈등상태가 만성적으로 지속되면 세균이나 박테리아가 없어도 만성적인 염증이 만들어진다는 것이다.

그러니 이런 심리적인 갈등 상황이 왔을 때 오래 지속되지 않도록 적절히 대처할 수 있는 능력을 개발하는 것은 근본적인 암 치유에 필수적이다. 스스로 해결하기 어려울 땐 전문가의 도움을 받아서라도 제때 해소할 수 있어야만 한다. 스트레스나 갈등을 제때 해소하지 않으면 만성화되면서 우리 세포는 만성 염증에 시달리게 되고, 그러면 암 치유는 어려워지기 때문이다.

앞에서도 언급했지만 다시 한번 강조한다. 만성 염증으로 인해서 계속 세포가 손상되면 새로운 세포를 충당하기 위해 저산소 환경을 만들어 빨리 세포를 증식하고 신생 혈관을 만들려고 할 것이다. 이 과정이 지나치게 오래 지속되면 암세포가 만들어지고, 또 암세포가 잘 없어지지 않는 종양미세환경이 된다.

활성산소의 두 얼굴

　만성 염증과 관련하여 물질적 원인으로 주로 언급되는 것이 활성산소이다. 사실 산소는 우리 삶을 유지하는데 굉장히 중요한 요소이지만 산소 대사 과정에서 생성되는 부산물인 활성산소는 세포 손상과 유전자 손상의 주요 원인이 되기 때문이다. 아이러니하게도 이 활성산소가 노폐물, 부산물이기는 하지만 외부 세균이나 박테리아를 제거하는 초기 면역 작용에는 필수적 무기가 된다. 외부 세포를 죽이는 데 활성산소라는 강력한 무기를 써서 파괴시킨다는 말이다.

　문제는 활성산소가 과도하게 생성될 때 발생한다. 활성산소는 초기에 외부 침입균을 죽이는데 동원되었다가 적절한 순간에 빠져주어야 한다. 그런데 지나치게 오래 주둔하고 있으면 건강한 세포도 손상되고 만성 염증이 생긴다.

　이런 활성산소가 지나치게 많아지지 않게 해주는 물질이 바로 항산화제이다. 항산화제는 지나치게 많은 활성산소의 양을 줄여준다. 그러나 이 모든 것이 균형이다. 만약 항산화제를 너무 많이 써서 활성산소가 모두 없어진다면 면역작용의 초기 단계 기능을 하지 못하게 된다. 항상 이러한 조화와 균형의 맥락에서 이해해야 한다. 그러니 항상 항산화제도 적절한 양, 그리고 적절한 상태에서 맥락에 맞게 쓰는 게 중요하다.

암이 좋아하는 환경, 암이 싫어하는 환경

암을 연구하기 위해 실험실에서 암세포를 배양해 보면 의외의 결과에 놀라게 된다고 한다. 예상과는 달리 암세포가 다른 세포보다 쉽게 죽어버려 생명 유지가 매우 어렵다는 것이다. 그렇게 독한 약물을 써도 잘 죽지 않는 암세포가 실험실에선 계속 살기 힘들다니 이건 또 무슨 소리인가 싶다.

그런데 이렇게 배양하기 힘든 암세포들이 어떤 조건들이 딱 맞는 순간 급격히 성장한다. 그것이 바로 '저산소', '고혈당', 그리고 '산성' 상태이다. 이 세 가지 조건의 환경을 만들지 않으면 암세포는 좀체 증식하지 못하고 휴면상태가 되거나 죽게 된다는 것이다. 이미 커져버린 암 덩어리들은 의사 선생님이 수술 등을 통해서 효율적으로 잘라 내거나 없애는 방법을 쓴다. 그런데 암 전이와 재발 원인으로 지적되는 암 줄기세포를 포함한 미세 잔존 암의 경우에는 수술로 제거가 어렵기 때문에 이 미세환경을 잘 조성해주는 역할이 반드시 필요하다.

그럼 이 세 가지 미세환경의 개선을 위해 어떻게 할 것인가에 대해 더 살펴보자.

암은 저산소 환경을 좋아한다

암이 좋아하는 몸의 상태인 저산소 농도의 환경으로부터 벗어나기 위한 외부적인 노력과 내부적인 노력, 두 가지로 크게 나누어 보자.

우선 외부적인 환경을 개선하기 위해서 가급적이면 '공기가 맑고 산소농도가 높은 환경에서 지내기'가 분명한 답이다. 저산소 환경은 산소포화도가 낮은 환경을 뜻하는 것으로 공기가 오염된 대도시나 환기가 잘 안 되는 공간에 오래 머무는 것이다. 저산소 환경을 피하려면 환기가 잘되지 않는 실내에 오래 머물지 말아야 한다.

여러 생활 여건으로 도시에서 주거하는 경우라면 시간이 허락되는 틈틈이 나무들이 많고 개울이 있는 가까운 공원이라도 산책하는 일을 습관화하고, 가끔은 산이나 바닷가 등 대자연 속에서 충분한 산소 충전을 하는 것만으로도 의미가 크다.

심리적으로 저산소 환경을 해결

두 번째는 심리적인 문제로부터 오는 저산소 환경을 해결하기 위한 내부적인 노력인데 사실 이 부분이 더 중요하다고 할 수 있다. 아무리 공기 좋은 곳에 있어도 마음이 편치 않고, 위축감이나 두려움, 긴장이 있으면 우리 몸은 산소를 깊게 흡입하지 못하게 된다. 예를 들어 몹시 놀라거나 두려운 상태라면 제대로 호흡하지 못하게 된다. '허억'하면서 숨을 들이쉬고는 얼어붙은 것처럼 멈추게 된다. 횡격막이 딱딱하게 굳는다고 할 수 있다. 횡격막이 잘 이완되어야 깊은 호흡이 들어오고 나갈 수 있는데 그게 잘 안되는 상태가 된다.

마음이 불편할 때는 마치 공기가 희박한 장소에 와 있는 것처럼 우리 몸은 저산소 환경이 되어버린다. 암 환우는 오랫동안 스트레스, 불안, 분노, 슬픔, 우울이 있거나 트라우마 경험이 있는 경우가 많다. 심리치료 등으로 잘 풀어내면 호흡이 편안해지게 된다. 편안함을 느낀다는 것은 호흡이 깊다는 것과 밀접한 관계가 있다.

호흡은 자율신경의 균형과도 아주 가깝게 맞닿아 있어 더욱 중요하다. 자율신경은 몸과 마음 전체 시스템을 결정하는 단 하나의 기둥이다. 다시 한번 강조하지만, 자율신경은 인간 의지로 조절이 잘 안 되는데 스스로 자율신경을 조절할 수 있는 유일한 방법이 바로 호흡이다.

정서적인 응어리로 횡격막에 응어리져서 호흡이 깊게 잘 안 되는 부분은 바로 뒤에 설명하는 심신통합치료를 통해서 풀어내면 매우 효율적이다. 그리고 깊은 호흡인 단전호흡을 일상에서 습관화하면 치유는 거의 90%에 가까워졌다고 할 수 있다.

저산소 환경 개선하는 터치 테라피

저산소 환경을 개선하기 위해서 횡격막이 굳어졌을 때 풀어낼 수 있는 또 하나의 심신통합치료법이 있는데 바로 '힐링 터치(healing touch)'이다. 힐링 터치는 마음을 담은 부드러운 마사지로 부드럽고 따뜻함을 느끼게 해주면서 깊이 이완될 수 있게 해주는 공감과 보살핌의 터치테라피인데 받는 즉시 즉각적인 도움이 된다.

표현예술치료라는 심신통합치료법도 있다. 살면서 오랫동안 응어리진 감정이 있었다면 이것은 우리 몸에 저장되어 만성적인 긴장을 초래한다. 따라서 어떻게든 이를 몸에서 해소해야 한다. 소리를 지르거나, 몸을 비비고 틀거나, 자유롭게 움직이면서 에너지의 흐름을 풀어내는 방법이 있다. 이러한 과정은 소리 명상, 소리 치유, 표현예술치료, 춤 치료 등으로 불린다.

몸 치유를 위해 병원에 다니고, 약도 먹으며 노력을 많이 하듯이 마음 치유에도 시간과 정성을 쏟아야 한다. 그러면 암은 지금보다 비교가 안 되게 치유가 잘 된다. 왜냐하면 마음 치유는 몸 치유의 뿌리이기 때문이다.

혼자서 마음의 스트레스를 해소하기 어렵다면, 심신 의학 전문가나 심리 상담 전문가의 꾸준한 도움을 받는 것이 현명하다. 실제로 많은 암 환우들이 성공적으로 치유를 완주한 뒤, 한결같이 이구동성 입을 모아 증언한다. 심신통합 치유 전문가들과 함께 했던 개인 치유 작업과 집단 치유 과정이 5년이라는 긴 치유의 여정을 성공적으로 완주할 수 있도록 버팀목이 되어주었다고 말이다.

암이 좋아하는 고혈당 상태의 개선

암세포는 건강한 세포와 달리 영양소 중에서 당분(포도당)을 주 영양소로 급히 쓴다는 특징이 있다. 그 이유는 우리 몸이 에너지를 만드는 두 가지 방식에서 찾을 수 있다.

첫 번째 방식은 저산소 상태에서 세포가 에너지를 만들어야 하는 경우로 '산소 없이 당분이라는 영양소만 이용하여 에너지를 빨리 생산해 내는 방식'이다. 이렇게 에너지를 생산하는 방식은 주로 급할 때, 순발력이 필요할 때 쓰인다. 순발력이 필요하다는 말은 심호흡으로 산소를 충분히 마셔 느긋하게 에너지를 만들 여유가 없다는 뜻이다. 주로 급하게 전속력으로 단거리 달리기할 때, 근육에서 작동하는 방식이 이에 해당한다. 그리고 이런 방식을 젖산 발효 대사라고 한다.

반면 에너지를 만드는 두 번째 방식은 '영양소와 함께 산소를 잘 결합시켜 에너지를 생산해 내는 방식'이다. 주로 지구력을 위한 활동에 많이 쓰인다. 이런 방식을 산소 대사라고 한다. 첫 번째 발효 대사보다는 좀 더 복잡한 메커니즘을 통해 만들어지지만 대신 훨씬 높은 효율을 가지고 있는데 무려 18배나 에너지 효율이 높다.

오랜 저산소 환경이 바꾼 암의 에너지대사 방식

위에서 언급한 두 가지 에너지 생산 방식 중 암세포는 '젖산발효 대사'에 능하고, 건강한 세포는 '산소 대사'에 능하다. 저산소 환경이 오래 지속되면 건강한 세포는 매우 힘들어한다. 그러나 암세포는 저산소 환경에 적응하여 에너지 효율이 낮더라도 저산소 상태에서도 에너지를 생성할 수 있는 방식으로 유전자 스위치를 바꿔버린다. 건강한 세포도 단기간의 격렬한 운동처럼 급할 때에는 일시적으로 효율이 낮은 '젖산 발효 대사'를 하지만 급하지 않은 대부분의 시간에는 에너지 효율이 18배 높은 '산소 대사(Oxidative Phosphorylation)' 방식으로 에너지를 생산한다.

그런데 암세포는 아예 젖산발효 대사 기능으로만 에너지 대사를 하도록 자기 유전자 스위치를 바꿔버린 것이다. 그래서 자신의 효율적인 자원인 당분이 들어오면 건강한 세포보다 5배나 많은 GLUT라는 당 수송 단백체를 사용하여 강하게 끌어당겨 섭취한다. 그래서 암세포는 에너지를 잘 섭취하지만, 정상 세포는 영양소를 섭취하기 힘들어지기 때문에 암 환자는 만성적인 영양 부족 상태에 시달린다.

물론 한 번 두 번 혹은 한 달 두 달 저산소 환경이 지속된다고 유전자까지 변이시키지는 않는다. 적어도 10년 이상 계속 반복되어 그런 환경이 되니까 '아, 이게 내가 받아들여야만 하는 운명이구나.'라고 생각하고 나름 효율적인 선택을 한 것이다.

잘 쓰지 않는 산소 대사 기능은 다 없애고 모든 힘을 모아 젖산발효대사에 집중해 보겠다고 유전자 스위치를 바꾸어 변이시키는 큰 결단을 내린 것이다. 다시 말하면 늘 급하고 긴장되는 일이 오랜 세월 계속되면 암세포가 생길 수밖에 없다는 통찰도 생기게 된다. 이게 우리 몸이 반응하는 방식이다.

인스턴트 해결 방식 vs 근원적 해결 습관

그렇다면 우리가 해야 할 일은 선명해진다. 암세포를 만들어낸 생활 습관과는 다른 방식의 생활을 꾸준히 실천하여 원래 건강한 상태의 습관으로 되돌아가면 해결되는 것이다. 그중 하나가 바로 당분이 급격히 높아지는 혈당 피크 식사를 피하는 것이다.

외부적으로는 고혈당 음식, 인스턴트 가공 음식, 육식을 줄이고 섬유질 많은 채소와 적절한 해산물을 섭취하는 음식습관으로의 개선이 꼭 필요하다. 내부적으로는 조급하게 욕구를 빨리 충족하려는 급하고 긴장된 마음 습관을 바꿔나가야 한다.

또 대인관계에서 겪는 스트레스로 긴장이 많이 쌓이게 되었을 때 그 스트레스를 빨리 흘려보낼 수 있어야 한다. 왜냐하면 오래 쌓이면 암의 환경인 만성 염증이 되기 때문이다. 그래서 스트레스를 풀기 위해 갈등을 잘 풀어나가는 의사소통법, 갈등 해소법 등을 배워야 한다.

만약 달콤한 먹을거리로 빨리 스트레스를 풀어보겠다는 인스턴트 처방식 생활방식이 오래 반복되면 만성적으로 고혈당 상태가 되어버린다. 스트레스 푸는 데 음식만으로 해결하려는 습관을 바꾸어야 한다. 그 외 더 다양한 방법, 더 근원적인 방법으로 해결하는 습관을 만들어야 한다.

예를 들면, 갈등의 상대와 오해 없이 소통하여 상처를 덜 주고받을 수 있는 의사소통법을 익힐 필요가 있다. 또한, 운동이나 호흡법, 명상 등을 통해 흥분되고 조급한 마음을 조절하는 법도 배워야 한다. 이것이 더 근원적인 해결책이다. 이를 실천하지 못하면 암이 좋아하는 미세환경에서 벗어나는 것은 결국 헛된 말이 될 가능성이 크다.

산성 상태 개선

우리 몸은 산성도에 있어 PH 7.2 정도의 중성 상태가 건강한 상태이다. 산성 상태로 갈수록 여러 만성병이 생길 뿐 아니라 암세포가 성장 증식하기 좋다. 그리고 좋은 약을 투여해도 암세포에까지 도달하지 못하게 막는 역할도 한다.

외부적으로는 산성 음식을 줄이고, 알칼리성 음식을 평소보다 더 많이 섭취하는 것이 필요하다. 육식이나 인스턴트 음식 등 가공식품들이 주로 산성 음식이고, 채식과 해물에 주로 알칼리성 음식이 많다. 자기에게 맞는 세세한 음식 종류는 사람에 따라 조금씩 차이가 있어 여기서는 대부분 환우에게 공통적인 큰 범주만 언급하기로 한다.

내부적 요인으로는 대표적으로 지나친 노동을 뜻하는 과로를 꼽을 수 있다. 과로란 내 몸과 마음이 지쳐서 견뎌내기 힘든 상태에서 무엇인가를 계속하고 있다는 것이다. 과로로 인해 젖산 등 피로물질이 쌓이면 우리 몸은 산성이 된다. 그야말로 생존을 위해서 과로가 불가피하다면 일시적으로 어쩔 수 없는 일이다. 하지만 대부분의 경우는 그 정도가 아님에도 불구하고 욕심 때문에 우리는 과로하는 경우가 많다.

지친 몸이 힘들다는 메시지는 여러 가지 형태로 나타난다. 대표적으로 만성적인 피로, 면역력 저하로 인한 잦은 감기몸살, 갑작스러운 코피, 만성적인 염증 등이 있다. 이렇게 몸이 이제 좀 쉬어줘야 한다는 신호를 계속 보내고 있음에도 외면하게 될 때 우리 몸은 어느 순간 암세포가 자라기 좋은 산성 환경이 된다.

1:29:300 하인리히 법칙을 명심하라

이러한 내 몸 신호를 못 알아차렸다면, 나는 왜 그 신호를 못 알아차리고 있는지 고요히 성찰해야 한다. 또는 알아차리기는 했지만 이런 생활을 멈추지 못하고 있다면, 무의식적으로 중독되어 버린 내 심리 상태를 정신 차리고 봐야 한다. 만약, 일 중독에 과로까지 쌓였음에도 이런 생활을 계속하고 있다면, 나를 파국으로 이끌어가고 있는 거대한 힘의 실체를 깊이 살펴보아야 할 때인 것이다.

〈1:29:300〉의 숫자로 표현되는 하인리히 법칙을 명심해야 한다. 성수대교 다리가 무너지고, 삼풍백화점이 무너지는 것처럼, 전 세계의 대형 건축사고를 조사하다가 공통적으로 발견한 법칙이 바로 〈1:29:300〉 법칙이라고 한다. 많은 대형 건물이 붕괴되기 전에 공통적으로, 붕괴할 수 있다는 300번의 작은 신호가 분명히 있었는데 그것을 못 알아차리거나 무시하면 29번의 꽤 큰 신호가 오게 되고 이 신호 또한 못 알아차리거나 무시하면 1번의 대형 붕괴 사고가 결국 발생하게 된다는 법칙이다. 암 치유의 과정도 이와 똑같다. 마지막 1번의 붕괴로 끝나지 않도록 내 몸과 마음이 보내는 신호를 잘 알아차리고 결코 가볍게 무시하지 말아야 한다.

만성 염증을 덜 유발하게 하려면

만성염증을 유발하는 외부적, 물질적 요인으로 우리가 일상적으로 즐겨 먹는 음식을 들 수 있다. 특히 활성산소를 많이 생성하는 음식을 주의해야 한다. 대표적으로 인스턴트 음식과 인공감미료가 많이 들어간 음식 등이다. 이 음식들은 몸에 만성 염증을 촉진하고 섭취 후 염증 환경을 조성할 가능성이 커지므로, 주의를 잘 기울여 먹지 말아야 한다. 만약 불가피하게 이런 음식을 먹었다면, 항산화 성분이 풍부한 신선한 채소와 과일을 섭취하여 활성산소를 중화하는 것이 중요하다.

 염증은 급성 염증과 만성 염증으로 나눌 수 있다. 급성 염증에는 약이 빠르고 효과적이고 적절할 때가 있다. 그렇지만 만성 염증은 물질적인 치료만으로는 잘 해결되지 않는다. 물질 중에서는 천연물로 만들어진 항산화 음식이 효과를 잘 낼 수 있다. 그리고 사실 만성 염증은 물질적이 아닌 정신적인 측면이 더욱 중요하다. 불량 음식과 같은 물질을 외부로부터 섭취하지 않았음에도 불구하고 긴장과 갈등의 스트레스 상태에 계속 머물고 있으면 만성 염증이 생긴다.

 살면서 스트레스나 갈등이 없이 사는 것은 불가능하다. 하지만 그런 갈등과 스트레스가 오래 가지 않게 효과적으로 잘 풀어내는 능력은 배울 수 있고, 배워야 한다. 적절한 심리 치료는 매우 강력한 치료 효과를 발휘할 수 있다. 따라서 멘탈을 관리하는 능력을 배우고 익히는 것은 '5년의 암 치유 마라톤'에서 반드시 필요한 핵심 역량이다.

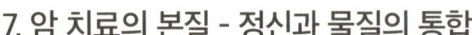

7. 암 치료의 본질 - 정신과 물질의 통합

빠른 치유 효과가 오랫동안 유지되려면

　브루스 립턴(Bruce H. Lipton) 교수의 저서 『당신의 주인은 DNA가 아니다』는 난치병 치료에 큰 불빛을 비춰준다. 그는 세포생물학자이면서 의학자로서 위스콘신 대학과 스탠포드 의대 교수를 역임했는데, 생물학에서의 주요 주제에 대한 새로운 통찰을 주는 세계적 학자이다.

　그의 연구결과에 의하면, 결국 DNA는 우리의 주인이 아니라고 설명한다. DNA라고 하는 물질 입자는 이 입자를 이끌어가는 파동, 즉 생각, 감정, 의지에 의해 움직이는 결과물일 뿐이라는 것이다. 그래서 진짜 주인은 우리의 생각, 감정, 의지라는 점을 여러 가지 과학적 논거를 들어 잘 설명하고 있다. 게다가 생명현상을 유지하는 작용에 있어 파동은 입자에 비하여 30만 배 빠르고 100배 효율적이라고 근거를 들어 표현하고 있다.

　브루스 립턴은 우리가 만들어내는 생각, 감정, 의지의 능력에 대해 구체적으로 숫자까지 동원하여 표현해 주었는데, 『손자병법』에서 말하는 '나'를 알기 위한 좋은 정보가 된다.

　다음으로, 『손자병법』에서 알아야 할 '상대'인 암의 본질은 크게 두 가지이다.

　첫째, 암은 생활습관병이다.

둘째, 암은 국소성 질환이 아니라 전체성 질환이다.

이렇게 암의 두 가지 본질을 잘 살펴보면, 우리의 마음(정신)치유가 암 치유와 주파수가 딱 맞아떨어지는 방법이라는 결론이 도출된다. 왜냐하면 마음(정신)은 기본적으로 전체성을 지니고 있으며, 생활 습관이란 것도 결국 정신 작용이 축적된 결과이기 때문이다.

여기서 잠깐 전체성과 국소성에 대하여 좀 더 자세히 통찰해 보도록 하자. 하늘은 우리를 전체로 감싸고 있으며 모두에게 영향을 미치고 있다. 그래서 우리나라 사람이나 지구 반대쪽 아르헨티나 사람이나 같은 하늘을 이고 산다는 표현을 하고, 일어날 수 없는 상황에 대해 '하늘이 두 쪽 나도 그럴 수는 없다'고 표현하는 것이다. 이렇게 하늘은 나누어지지 않는 하나여서 전체성을 상징하고, 땅은 국소성을 상징한다. 깊게 포크레인으로 땅을 파게 되면 이쪽과 저쪽의 땅이 엄연히 나누어지기 때문이다. 그래서 나누어진다는 특성 때문에 땅의 숫자를 상수학(象數學)적으로 '2'로 표현한다.

많은 나무들이 있는 숲에서도 땅의 영양물질은 그 나무뿌리 반경 몇 미터까지만 영향을 미친다. 그러나 그 숲 위의 하늘의 날씨는 숲에 있는 모든 나무에 다 영향을 미치는 것도 같은 이치이다. 물질과 정신(마음)도 이와 똑같다. 그러니 암 치유는 마음(정신) 치유만으로 모든 것이 해결될 것 같고 물질이 무슨 소용인가 싶기까지 하다. 하지만 여기서 다시 한번 마음(정신)과 물질의 특성을 종합적으로 살펴볼 필요가 있다.

- 정신(마음) / 파동 / 하늘 / 전체성 / 양(陽) / 하나(1) / 30만 배 빠르다 / 유지력이 약하다.
- 물질 / 입자 / 땅 / 국소성 / 음(陰) / 둘(2) / 30만 배 느리다 / 유지력이 강하다.

그러나 자세히 살펴보면, 항상 빛의 측면에는 반드시 그림자의 측면이 함께 존재한다. 마음 치료의 경우, 변화 속도가 30만 배 빠른 장점이 있지만, 그만큼 유지력이 30만 배 약하다는 약점 또한 가지게 된다. 다시 말해 마음 치료의 순간적 효율은 엄청 높지만, 문제는 유지력이 매우 약하다는 점이다. 그 때문에 종교적 가르침에서 강조하는 내용이 자연스럽게 떠오른다. "항상 기뻐하라, 쉬지 말고 기도하라, 범사에 감사하라."는 성경 말씀이다.

여기서 언급한 기쁨과 기도와 감사에는 강력한 치유 에너지가 있지만 내가 강조하고 싶은 부분은 '항상', '쉬지 말고', '범사'라는 표현이다. 마음(정신)은 쉽게 변하고 유지력이 약하다는 단점이 있기 때문이다. 가끔 기뻐하고, 쉬엄쉬엄 기도하고, 굵직굵직한 일에만 감사하면 어느 정도 도움이야 되겠지만 암처럼 깊은 질환의 근본 치유까지 이르기에는 어렵다는 뜻이다. 왜냐하면, 암의 본질은 생활습관병이기 때문이다. 습관이 만들어지려면 오랜 시간이 필요하며, 따라서 이를 지속하는 힘이 반드시 필요하다.

마음 치유와 더불어 적절한 물질 치료가 보완될 때, 내성 없는 근본치료가 유지력을 갖고 더욱 온전해진다. 마음 치유는 전체성을 가지면서 빠른 장점이 있고, 물질은 유지력이 오래 가는 장점이 있기 때문이다. 양(陽)과 음(陰)이 만나야 비로소 생명이 탄생하듯이, 정신과 물질의 두 장점을 통합하자는 것이다. 그리고 그런 물질을 대자연의 지혜를 품고 있는 천연물에서 찾는 게 더욱 현명하다는 점을 뒷장에서 더 자세히 살펴보도록 하자.

8. 다중표적 치료에는 천연물

스티브 잡스 주치의가 말한 '복잡계'

애플 창업자 스티브 잡스(Steve Jobs)가 췌장신경내분비종양이란 희귀암으로 6개월 시한부 선고를 받았을 때, 주치의를 맡았던 사람이 암 전문의 데이비드 에이거스(David Agus)였다. 그가 자신의 책 『질병의 종말』에서 '복잡계 이론(complex theory)'을 언급했다.

우리 몸에는 3만여 가지의 유전자가 있다. 그리고 우리 몸은 하나의 신호전달 경로를 막으면 얼마 후에 다른 경로가 열려 그 경로의 역할을 대신하는 등 단순하지 않은 거대한 네트워크 시스템으로 작동한다. 결국 신호전달 경로 하나를 억제하는 게 중요한 게 아니라 전체적으로 여러 세포끼리 서로 관계하는 능력도 중요하다. 또한 나와 주변 환경이 서로 관계하는 능력도 중요하다는 뜻이다. 그것이 우리가 복잡계라는 개념을 이해하고자 하는 이유다.

보통 인간이 만든 인위적인 시스템은 A를 넣으면 a가 나오고, B를 넣으면 b가 나오는 것을 목표로 해서 통제하기 쉽게 만든다. 그러나 생태적인 시스템은 그렇게 1대1 대응으로만 연결되어 있지 않다. A부터 Z까지 a부터 z까지 모든 요소가 복잡하게 상호 연결되어 움직이는 특징이 있다. 우리 마음이야 백 번이고 인위적 시스템처럼 쉽게 통제하고 싶을 것이다. 하지만 생태적인 생명체 시스템은 그렇게 간단히 통제하려고 하면 문제가 잘 풀리지 않는다.

인간의 생명 시스템은 일차원석 기계처럼 인위적으로 간단하게 통제되지 않는다는 점을 받아들여야 한다. 암처럼 전체성 질환의 치료에도 이런 마음가짐이 필요하다. 뭔가 하나의 약으로 모든 암을 없애버리는 마법 탄환 같은 특효약을 바라는 마음을 내려놓고, 전체적인 내 삶의 시스템을 바꾸어야겠다는 인식 전환이 필요하다는 뜻이다.

세포 사이의 연락병, 사이토카인

기원전 12세기 트로이 전쟁 때 비밀문서를 외부로 전달하기 위해 활용한 전서(傳書) 비둘기가 있었다. 비밀문서를 훈련된 비둘기 다리에 묶어 날려 보내 그 문서를 전달하게 한 것이다. 전쟁에서 서로 연락을 잘 주고받는 것은 너무나도 중요했기 때문에 2차 세계대전까지도 비밀 소통을 전서 비둘기가 담당했었다. 그런데 그런 전서 비둘기가 인간의 몸에도 있다. 바로 사이토카인(cytokine)이다.

사이토카인(cytokine)은 세포를 의미하는 'cyto'와 움직인다를 의미하는 'kinein'으로부터 명명되었는데, 세포 사이를 연락병처럼 움직이면서 소통을 담당하는 신호전달 물질을 말한다. 또한 우리 몸 세포 사이의 신호전달을 담당하는 사이토카인에는 여러 종류가 있다는 점이 암 치료에 있어서 중요하다. 왜냐하면, 암세포나 암 줄기세포로 가는 하나의 신호전달 경로를 막는다 해도 또 다른 경로가 활성화되는 보상 효과가 발생되는데, 이때 전체 시스템을 잘 알지 못하면 늘 내성의 위험성이 있기 때문이다.

여기서 암치료와 관련하여 우리가 주목해야 할 사이토카인 중 대표적 신호전달 물질 세 가지를 살펴보겠다.

첫째, 인터루킨(Interlukin)은 백혈구에서 분비되어 면역계 조절에 관여한다.

둘째, 인터페론(Interferon)은 면역 체계뿐 아니라 바이러스 증식 방지나 세포증식 제어 기능을 한다.

셋째, 종양괴사 인자 TNF알파는 염증과 면역을 조절하며 암세포 자살(아폽토시스-apoptosis)을 유발하는 작용도 한다.

이러한 여러 신호전달 경로의 특성을 잘 알고 이를 다중적으로 다스릴 수 있어야 내성을 줄일 수 있다는 것은 확실한 암치료의 목표이다.

암과의 숨바꼭질

우리 몸은 37조 개의 내 세포와 나와 공생하는 100조 개 미생물 세포로 이루어졌고, 이 세포들끼리 서로 신호를 주고받으며 소통하고 있다. 비유하자면 137조의 멤버로 구성된 초거대 기업인 것이다. 우리 몸은 이렇게 '복잡한 하나의 큰 시스템'으로 움직이고 있다. 그런데 현재 개발된 항암 치료약은 여러 신호전달경로 중 어떤 한 부분만을 억제하거나 증진시키는 물질들이 대부분이라는 것이 아쉬운 점이다.

그럼에도 현대 의약품은 주로 하나의 메커니즘에 정확히 표적을 두고 작용하기 때문에 군더더기 없이 빠르고 매우 효율적일 수 있다. 다만 일단 퇴축된 셋 같았던 암세포가 자꾸 표현형을 바꿔버리면서 다시 재발 전이되는 데 문제가 있다. 이것을 '내성이 생겼다'라고 표현한다.

그러면 그 약물은 무용지물이 되어 또 다른 약물을 개발해 새롭게 바뀐 표현형에 대처해야 한다. 그런데 긴 시간과 막대한 연구 비용을 들여 새롭게 항암제를 개발해도 얼마 있다가 암세포 표현형이 또 바뀌게 되곤 한다. 이렇게 계속 쫓고 쫓기는 숨바꼭질이 되는 것이다. 이처럼 암치료는 치료되다가도 내성이 생기면서, 결국 인간이 이 숨바꼭질에서 늘 지고 있는 게 현실이다. 그러다 보니 많은 세계적 암 생물학자들이 큰 한숨을 쉬고 있는 상황이다. 그러면서 세계적 암학회에서는 "이제는 이 문제점을 해결하기 위해 심신의학과 천연물에 눈을 돌려야 한다."라고 주장하고 있다.

다시 돌아보는 천연물의 지혜

예전에는 대부분 의약품이 자연에 널리 분포해 있는 생물, 무생물로부터 얻을 수 있는 천연물이었다. 그리고 하나의 천연물에는 수많은 성분이 복합적으로 구성되어 있다. 현대화학과 의학, 약학이 발달하면서 의약품에도 변화가 생겼다. 천연물 안에 어떤 병리

메커니즘을 조절하는 화학성분이 있으면 이를 유효성분이라 하고, 그것만을 추출해 약을 만들었다. 천연물 전체를 통째로 다 먹을 필요는 없다는 것이다. 추출한 유효성분 이외의 성분은 쓸데없는 요소라고 본다. 아무 작용도 없는 멍텅구리 성분(dumb element)도 많고, 가끔은 그 유효성분의 강도를 낮추는 성분도 있다. 그래서 선택과 집중을 하는 인간의 지혜를 발휘해서 유효성분만 추출한 것이 바로 현대 의약품이다.

　인간의 지혜로, 현대 의약품은 여러 증상에 대해 신속한 효과를 발휘하였다. 제약산업은 엄청난 발전을 하게 되고 그 규모도 팽창하였다. 그런데 요즘, 그렇게 끝없이 치솟던 인간의 지혜에 대해 한계를 느끼고 있다.

　대표적으로 암 치료약의 한계를 들 수 있다. 처음에는 하나의 유효 성분만으로 암을 정복할 수 있을 것이라 기대했지만, 시간이 지나면서 암세포가 약효에 대한 내성을 갖게 되면서 암 환우들은 유효 성분의 치료 작용과 내성 사이에서 혼란과 고통을 겪고 있다.

　그렇다면, 이러한 암 환우들에게 더이상 희망은 없는 것일까?

　인간 유전자는 3만여 가지이다. 그중에는 특별한 기능이 없어 쓰레기 유전자(Junk DNA)라고 불렸던 유전자가 있다. 그러나 최근 연구 결과, 이러한 유전자들도 실제로는 중요한 생물학적 기능을 수행하고 있다는 사실이 서서히 밝혀지고 있다. 천연물 연구에서도 이와 유사한 결과가 나타나고 있다. 기능이 없다고 생각되었던 천연물의 특정 성분들이 사실은 암 치료 과정에서 내성을 줄이는 중요한 역할을 한다는 것이 밝혀지고 있다. 이것이 천연물이 암 치료에 있어 새 희망으로 떠오르는 이유이다.

이러한 과정을 거치며, 인간의 생리학, 병리학, 약리학에 대한 인식은 이제 하나의 통합적인 시스템으로서 숲 전체를 보듯이 넓어지고 있다. "전체는 부분의 합보다 훨씬 크다"라는 유명한 명제를 상기해야 할 때인 것이다.

알수록 놀라운 천연물질

천연물이나 인간의 유전자는 대자연의 산물이며 조물주의 작품이라고 보면, 어떤 이유로 하나의 천연물에 수많은 구성 성분들이 이렇게 편집되어 만들어졌는지는 아직 신비의 영역이다. 그런 편집의 묘미는 소위 말해 인간의 지혜로 따라갈 수 없는 신의 영역이고 경탄의 대상인 것이다.

천연물을 하나의 시스템으로 보고 알아갈수록 놀라운 사실을 알게 된다. 천연물 중 유효성분 한 개의 기능이 지나쳐 부작용이 날 수 있을 때, 다른 성분이 미묘하게 완화시키는 작용을 하더라는 것이다. 어떤 메커니즘을 하나의 유효성분으로 잘 조절했어도 상대가 표현형을 바꾸면 바로 무용지물이 되는 일이 많다. 그런데 천연물을 통째로 썼더니 상대의 변화에 잘 대응하여 내성이 생기지 않고 그 조절 기능이 여전히 작동하는 경우가 많다는 것이다.

대표적 사례가 바로 핀란드에서 시행된 폐암 환자의 베타카로틴 연구이다. 녹황색 채소에는 폐암 치료에 도움이 되는 베타카로틴이라는 유효성분이 많이 들어있다고 알려져 있다. 폐암 환자가 녹황색 채소를 일정 기간 섭취했더니 폐암의 예후가 많이 좋아지는 결과를 보였다. 그런데 녹황색 채소에서 베타카로틴 유효성분만을 뽑아 보충제 형태로 섭취했더니 오히려 폐암 예후가 나빠지는 일이 연구 결과로 나오게 된 것이다. 이 놀라운 '핀란드 쇼크' 결과를 두고 우리는 어떤 해석을 할 수 있을까? 녹황색 야채에 들어있는 베타카로틴이라는 유효성분 외 다른 성분들로 인해 부작용 없이 약효 기능을 했다는 것이 아니겠는가?

천연물의 여러 성분이 어떻게 상호작용을 하는지 아직 인간의 지식으로는 정확히 밝혀내지 못하고 있다. 천연물 내 각각 성분이 어떤 비율로 구성되어 있고 시스템적으로 어떻게 상호작용을 하는지를 아직 신이 펼치는 편집 능력으로밖에 말할 수 없다는 것이다. 그래서 현대적 약물을 '인간이 만든 약(Man-made medicine)'이라고 할 수 있고, 대자연의 지혜 소산인 천연물은 '신이 만든 약(God-made medicine)'이라고 표현할 수 있는 것이다.

지금까지의 인간 지식을 동원해도 잘 안 풀릴 때는 대자연의 지혜를 겸허하게 받아들일 필요가 있다. 인간 지식의 소산인 현대 의약품도 장·단점을 통찰하고, 천연물과 잘 보완하여 치료에 사용하는 것이 더 현명한 접근법이다. 물론 효과와 안전성에 대한 기본적인 검증 과정은 반드시 거쳐야 한다.

인체 대사 산물들과 구조 유사도가 더 높은 한약 처방의 활용

국내 암 사망률 1위인 폐암의 경우, 일단 항암제에 내성이 생겨 재발 전이된 경우에는 아직 만족할 만한 치료 성과가 없는 것이 현

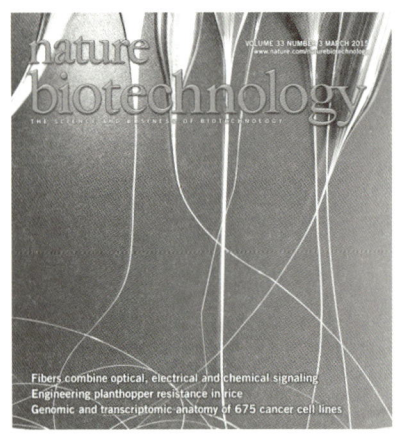

이상엽, 『nature biotechnology』 2015년

논문 원본 바로가기

실이다. 5년 생존율이 약 8%에 불과한 췌장암의 경우에도 수술이 가능한 환자는 약 30%에 불과하고 간이나 폐 등으로 원격 전이되면 수술도 불가능한 경우가 대다수이다.

 암이라는 질병이 무서운 이유는 사망률 1위 질환이기 때문이다. 그리고 사망의 90% 이상이 암이 재발과 전이되었을 때라는 사실이 향후 치료의 목표를 정확히 보여주고 있다. 앞에서도 언급했듯이 이제는 단일성분의 화학 약물 프레임을 벗어나, 심신 의학과 천연물에 초점을 맞추어야 할 때라고 세계적 암 연구자들이 공통으로 주장하고 있다. 내성으로 재발 전이하지 않는 온전한 암 치료를 위해서는 숲과 나무를 모두 아우르는 통합 암 치료가 필요한 이유이기도 하다. 이와 관련하여 2015년 3월 세계적 학술지인 〈네이처 바이오테크놀로지〉에 카이스트 이상엽 교수의 의미 있는 논문이 게재되었다. 주요 내용은 한약재 구성 화합물이 서양의학 허가 약물보다 인체 대사 산물들과 구조 유사도가 더 높기에 인체 내 다양한 대사 반응들에 강한 약효를 보일 수 있다는 것이다. 결과적으로 전통 한약 내 약물들이 서양의학 허가 약물들보다 다중표적에 더 유리할 수 있다고 결론 내리고 있다.

내가 '다중표적 치료가 가능하면서 암의 재발 전이를 막을 수 있는 천연 재료는 없을까?' 고민을 시작하게 된 건 담도암을 앓으셨던 아버지로부터 시작되었다. 병원에서는 더 이상 해줄 수 있는 치료가 없다고 포기했던 상황에서 복합적 성분의 천연물인 한의학적인 치료, 자연의학적 치유 등을 통합 치료해서 호전되신 것이었다.

그 후로 하나의 천연물뿐만 아니라 여러 가지 천연물을 복합 처방하면 암 치료의 전체성이 훨씬 넓어져 내성을 줄일 수 있다는 점을 집중 연구하였다. 그 결과 앞에서 언급했듯이 SCI 국제학술지에 5차례 논문을 등재하였고, '한약재 복합 추출물'을 유효성분으로 하는 암 치료용 약학적 조성물로 3개의 특허까지 획득하게 되었다. 동서양 의학의 통합 암 치료가 답이라는 것을 증명한 것 같아 개인적으로 매우 기뻤다.

그리고 오랫동안 견고했던 편견을 불식시키는 결과도 고무적이었다. 항암 치료 중 한약을 먹으면 간의 독성을 만든다는 오해가 통합 암 치료의 최고 장애물이었다. 이 인식은 사실 대부분 오해인데도 이미 국민 대중의 인식에 깊이 각인되어 버린 점이 많이 아쉽다. 대학병원에서 경험한 한약으로 인한 간 독성 사례들은 논문에서 조사한 결과 대부분 면허 있는 한의사 처방이 아니었다. 무자격자가 민간요법으로 한약재 시장에서 무분별하게 구입해 달여 먹은 한약이 대부분 문제였다. 그런데 이런 사실이 잘 알려지지 않아서 오해가 큰 것이다.

이를 불식시킬 수 있는 간 독성에 대한 안전성도 직접 입증하고 싶어서 제일 처음 특허 처방을 개발할 때 간암 세포와 정상 간세포, 그리고 정상 폐세포를 가지고 세포 실험과 동물 실험을 먼저 한 것이다. 그 결과 간암 세포는 사멸시키는 효과를 내면서도 정상적인 간세포와 정상석인 폐세포에는 아무런 폐해가 없다는 것을 실험으로 검증하였다. 오히려 실제 임상에서는 간 기능 개선에 도움이 되는 경향성까지 확인되었다.

결론적으로, 내성 없이 온전히 암을 치료하기 위해서는 통합의학이 답이라고 확신한다. 서양의학의 항암제와 더불어 다중표적 치료를 위해 개발한 한의학적 처방을 보완하시기를 바란다. 한의사 면허를 갖고 암 치료에 대해 연구해 온 한의사의 처방이라면 한약을 믿고 복용해도 된다는 점을 다시 한번 강조하고 싶다. 그럼에도 불안한 마음이 있다면, 정기적인 혈액 검사를 통해 직접 확인하면 그 걱정을 덜 수 있을 것이다.

9. 음식으로 치유하는 암

다방면의 기술자, 천연물질

어떤 일을 할 때 한 분야의 기술자를 투입해서 그 일만 해내면 효율적일 수 있다. 하지만 그 일이 다른 일로 바뀌었을 때는 그 일에 맞는 다른 기술자를 또 보내야 하고 또 다른 일로 바뀌었을 때는 또 다른 기술자로 바꿔 보내야 하는데, 이게 한도 끝도 없을 수가 있다.

일이 바뀔 때마다 새로운 기술자를 보내기보다는 전체를 아우를 줄 아는 사람이 있으면 훨씬 유용하다. 상황에 맞춰 이런저런 요소를 종합적으로 볼 수 있는 기술자 말이다. 우리 몸에서 그런 역할을 하는 게 바로 천연 약물이다.

이런 천연 약물의 범주 안에 음식도 들어간다. 한약에 비하면 효과는 약하지만, 치료 원리는 같으며 오랫동안 섭취할 수 있다는 장점도 있다. 음식 치료의 큰 특징 중 하나는 특정 유효 성분만을 추출해 사용하는 현대 서양 약물과 달리, 훨씬 더 전체성을 가진다는 점이다. 특히 난치병과 같이 복잡한 질환일수록 이러한 전체성의 중요성이 더욱 커진다는 점은 이미 여러 차례 강조한 바 있으므로, 여기서는 생략하고 다음으로 음식 치유의 중요한 원리를 살펴보고자 한다.

'무엇을 먹느냐'보다 '어떻게 먹느냐'가 중요

음식 치료는 소화와 흡수 과정에서 '흡수율'을 높일 수 있는 치료여야 그 효과가 크다. 그리고 또 한 가지, 우리 몸에서 공생하면서 우리 몸이 합성해 낼 수 없는 것들을 생산해 주는 유익균을 잘 살려줘야 효과가 크다.

음식 치료에 있어서 어떤 음식이 어디에 좋다는 수많은 정보가 있다. 그렇다면 그 좋다는 음식들을 우리 입에 많이 들이면 어떻게 될까? 좋다는 것이 엄청 많으니까 더 좋을 것 같지만 실제로는 그렇지 않다. 여기에서 중요한 개념이 흡수율이다.

보통 건강한 사람이 어떤 음식을 섭취했을 때 우리 몸에 흡수되는 확률은 60~70%라고 한다. 반면, 일반적인 만성병 환자는 약 30%, 암 환자는 20%, 말기 암 환자는 겨우 10%밖에 흡수하지 못한다고 한다. 그래서 흡수율을 높일 수 있는 방식이 있다면 이건 굉장히 중요한 요인이 되는 것이다.

흡수율은 단순히 약물의 치료 효율성에만 영향을 미치는 것이 아니라, 흡수되지 못한 물질이 노폐물로 쌓이는 문제에도 영향을 미친다. 이 노폐물을 처리하는 과정에서도 에너지가 소모되기 때문에 결국 몸에 불필요한 부담을 주게 된다.

흡수율 50%인 것을 2개 섭취하는 것보다는 흡수율 100%인 것을 1개 섭취하는 것이 훨씬 효율적이다. 50% 2개도 100이고, 100% 1개도 역시 100인데 왜 효율이 더 클까?

흡수율이 50%인 2개를 섭취하면 흡수 안 된 50% 2개가 남아 노폐물도 100이 된다. 이것을 처리하기 위해 또 에너지가 든다. 그러니까 흡수율 100% 1개가 훨씬 좋다는 것이다. 결국, 음식 치료는 흡수율을 높이는 방식을 잘 연구해야 한다. '무엇을 먹느냐'보다 '어떻게 먹느냐'가 훨씬 중요하다는 뜻이다. 수많은 매체에서 암 치료에 좋은 음식 리스트는 얼마든지 많이 검색할 수 있을 것이다. 그 내용에 대해서 이 책에서까지 언급하는 것은 생략하고, 사실 더 중요한 음식 치료 방법에 대해서 주로 설명하고자 한다.

암의 원인인 노폐물 정체를 해결하려면

여기서 음식과 영양에 관련하여 중요한 개념인 '효소'에 대해 설명이 필요할 것 같다. 효소란 우리 몸에서 생명 활동이 일어나는데 필수불가결한 촉매 역할을 주로 한다. 크게 나눠보면 효소에는 소화 효소와 대사 효소가 있다.

소화 효소는 음식물이 몸에 들어오면 그 성분들을 잘게 쪼개서 우리 몸 세포로 흡수되기 좋도록 전처리해 주는 역할을 한다. 우리가 잘 알고 있는 탄수화물, 단백질, 지방 같은 3대 영양소는 그 형태 그대로 우리 몸에 들어가기에는 너무 큰 구조다. 따라서 소화 효소의 도움을 받아 잘게 쪼개어 아미노산이나 지방산이나 포도당으로 만들어야 우리 세포 내로 들어가 비로소 에너지원으로 작용한다.

영양소가 우리 몸 안으로 잘 들어오는 것도 중요하지만 노폐물을 잘 빠져나가게 하는 기능도 중요하다. 이런 기능을 주로 하는 효소가 대사 효소이다. 그리고 이 소화 효소와 대사 효소의 합은 일정하다는 사실 또한 중요하다. 이런 원리를 잘 이해해 보면, 소화 효소를 많이 써버리면 대사 효소가 양이 줄어들어서 노폐물 처리하는 기능이 약화된다는 결론이 나올 것이다.

여기서 잠깐, 암은 노폐물 등의 정체에 의한 저산소, 저체온 등의 환경 때문에 생긴 질병이라는 점을 다시 상기해보자. 그래서 노폐물 대사가 잘되게 대사 효소가 하는 일을 최대한 돕는 것이 암 치료에 있어 대단히 중요하다. 이런 개념을 잘 이해하고 암에 대한 음식 치료를 해야 한다. 몸 안의 노폐물 대사가 잘되게 대사 효소가 하는 일을 최대로 돕는 방법은 두 가지이다.

첫째는 효소가 많은 음식들, 특히 한국인에게는 한국 전통 발효식품들인 간장, 된장, 김치 등을 먹는 것이 큰 도움이 된다. 이미 효소가 많은 음식이니 내 몸 효소를 절약하게 되어 좋은 것이다.

둘째는 소화 효소를 많이 소모하지 않고 음식을 먹는 방법이다. 그것은 소화가 잘되는 음식 형태로 먹거나 오래 씹는 습관, 또는 과식하지 않는 습관 등인데, 소화 효소를 많이 소모하지 않으면서 오로지 대사 효소에 집중하게 하는 방법이다.

개똥을 발라도 덧나지 않는 이유

흡수율과 관련된 예를 하나 들어보자. 개똥을 피부에 바르면 덧나지 않는데 사람 똥을 피부에 바르면 독성이 작용하여 붓고 덧난다. 그 이유는 흡수율 때문이다. 개똥은 사람 몸에 익숙하지 않기 때문에 피부세포가 방어한다. 몸 안으로 들어오지 않기 때문에 우리 몸에 어떤 화학작용을 일으키지 않아 덧나지 않는 것이다.

흡수율을 높여 소화효소의 소모량을 줄일 수 있는 음식

- 소화효소의 소모를 줄이고 흡수를 돕기 위해 잘게 쪼개진 죽 형태의 음식
- 발효음식 등 효소가 살아 있는 음식
- 장내 유익균을 활성화하는 음식
- 건강식품 중에서도 전통적으로 우리 몸에 오랫동안 익숙한 음식

사람 똥은 다르다. 사람 똥에 있는 여러 가지 효소 물질이나 단백질 등이 개똥보다는 우리에게 익숙한 것이다. 그래서 피부가 그 관문을 열어주어 몸 안으로 잘 들어온다. 그중 독성 물질이 영향을 미쳐 덧나게 되는 것이다. 이 이야기는 부정적 영향에 대한 예인데 긍정적인 영향에 대해서도 똑같다. 우리에게 익숙하냐 아니냐에 따라 흡수율이 달라진다.

오랜 세월 한국 사람들이 먹어왔던 발효음식은 한국인 몸에는 매우 익숙하기 때문에 흡수율이 아주 높다. 같은 발효음식이어도 치즈 같은 서양식 발효음식보다는 김치, 청국장, 된장, 간장, 현미식초 등 한국 발효음식이 한국인에게 더 효과가 큰 이유이다.

특히 암 치료에 좋지 않은 음식은 인공향미료, 인공색소 등이 첨가된 음식들이다. 각각의 인공 첨가물 유해성도 문제지만, 유해성이 크지 않더라도 인체 생리에 익숙하지 않은 새로운 성분이라는 점이 더 큰 문제이다. 이는 인간 진화 역사에서 좀처럼 듣도 보도 못했던 물질들이다. 자연에는 전혀 없는 물질들이다. 그래서 대부분이 노폐물로 처리해야 하는 것들로 몸에 부담으로 작용한다. 그렇지 않아도 대사 효소의 힘이 약해진 암 환자에겐 해로움이 아주 큰 것이다.

앞으로 남고 뒤로 밑진다

음식치료의 첫 번째 과제는 아무리 좋은 음식도 과식하면 큰 손해라는 점이다. 많은 암 환우들이 항암제와 방사선 치료로 기력이 떨어지고 식욕이 전혀 없어 힘들 때, 어떻게든 회복하기 위해 억지로라도 많은 영양성분을 섭취하려고 애쓴다. 하지만 많이 먹어도 결국 흡수가 안 되면 노폐물로 남아 오히려 몸을 더 힘들게 하고, 암 치료가 거꾸로 가게 된다. 언뜻 이해하기 어려울 수 있지만 항암 치료 중 오히려 질식과 소식으로 항암 후유증이 줄어든다는 것을 우리 병원 환우분들의 여러 임상 사례에서 확인했다.

그리고 항암 후유증이 끝났을 때에도 많이 먹어야 에너지가 많이 생길 것 같지만 그렇지 않다. 위장을 80% 정도 채울 때 에너지가 최고로 효율적으로 작동한다. 아무리 좋은 음식도 그 이상으로 위장을 채우면 오히려 몸이 부대끼고 소화 기능이 약해져 더 힘들어진다. 소위 말해 '앞으로 남고 뒤로 밑질 수 있다'는 점을 명심해야 한다.

그리고 또 하나 머리로는 알고 있지만, 실천은 참 어려운 음식 치유 원리가 있다. 음식 치유의 두 번째 과제는 입에서 당기는 음식이 아니라 우리 세포가 좋아하는 음식, 즉 몸이 필요로 하는 음식을 먹어야 한다는 점이다.

내 세포가 좋아하는 음식이 입에서도 당긴다면 제일 좋은 것이겠지만 세포가 원하지 않는 음식을 입에서는 원하고 있는 불일치가 어려운 것이다. 이것이 일치하려면 뒷장에서 설명할 '욕구 이론'에 따라 내가 왜 이 음식을 좋아하고 싫어하는지, 핵심 욕구를 찾는 탐색 과정도 필요하다. 이 핵심 욕구를 찾는 방법에 대해서는 뒷장 치유 사례에서 더 자세히 설명하기로 하고 지금은 소장을 살리는 방법을 언급하고자 한다.

소장을 살리면 면역력이 살아난다

음식 치료적으로 좀 더 깊이 접근하자면, 소장 세포(작은 창자)를 살리면 입이 당기는 것보다 세포가 당기는 쪽으로 입맛이 많이 변한다는 원리가 있다. 소장을 살려줄 수 있는 음식치료법이 또 하나 중요한 방법이 될 수 있는 것이다. 소장은 우리 몸의 중요한 소화흡수 기관이다. 우리 몸의 구조에서 입에서 항문까지 소화흡수 기관을 '위장관(胃腸管)'이라고 하며, 많이 쓰는 용어로 'GI트랙(Gastrointestinal tract)'이라고도 한다.

[그림4]의 위장관은 우리 몸의 외부인지, 내부인지를 생각해 볼

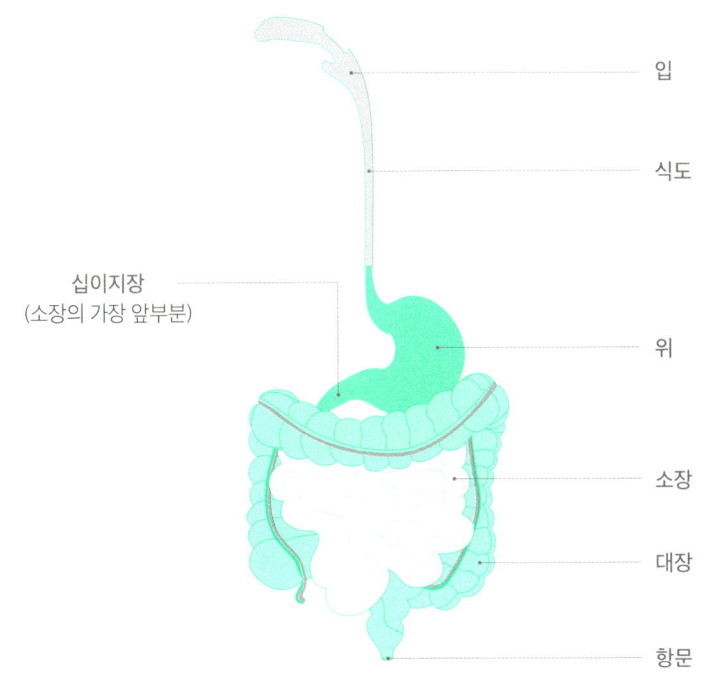

[그림 4] 위장관-입에서 항문까지 소화계통에 있는 모든 기관

필요가 있다. 몸 안에 있으니 얼른 생각하면 내부일 것 같지만 외부이다. 장이 구불구불해서 그렇지, 장이 죽 펴져 있다면 입에 넣은 음식은 바로 항문으로 빠져나올 수 있다. 위장관은 안이 아니라 바깥이란 뜻이다.

음식이 입을 통해 들어와서 위에서 소장과 대장을 거쳐 항문으로 가는 통로 중에서 우리 몸 안으로 깊숙이 들어오게 되는 첫 번째 관문이 바로 소장이다. 낯선 외국인이 국내에 들어올 때 들어오게 할지, 들어오지 못하게 막아야 할지 결정하는 출입국 관리소 같은 곳이다. 선량한 외국인이야 환영하고 들어오게 해야겠지만, 테러범 같은 사람은 들어오지 못하게 막아야 하는 임무가 있다.

그리고 소장 점막의 표면에는 점막의 표면적을 증가시키는 구조의 융모(絨毛)가 있는데 이 융모를 통해서 우리 몸에 많은 영양분이 흡수되어 들어온다. 이때 만약 내 몸에 맞지 않는 음식이 장에 들어오면 흡수 과정에서 알레르기를 일으키는 항원인 알러젠(allergen)으로 작동하게 된다. 마치 테러범이 들어와서 소동을 일으키는 상황과 비슷하다고 할 수 있다.

또한, 장에는 장벽 세포를 보호하는 유익균이 상주하는데 유익균이 부족하면 장벽에 해로운 외부물질이 직접 닿을 수 있게 된다. 이것이 장벽 막을 약화시키고 장벽 막 세포 사이를 벌어지게 한다. 출입국 관리소에서 잘 막는다 해도 다른 구멍들이 여기저기 뚫려 있어 범죄인들이 마구 들어오게 되는 모습과 같아진다.

그래서 평소에는 흡수되지 않아야 했던 분해가 덜 된 단백질 펩타이드 같은 커다란 덩어리들이 장벽을 통과하여 혈류로 유입된다. 이것이 '장누수증후군'인데 이로 인해 면역계는 과도하게 염증

반응을 일으키게 된다. 이것이 생리학적으로 보는 소장의 기능과 애로사항이다.

소장을 잘 살려야 우리 몸의 면역시스템의 혼란을 막고 건강하게 기능할 수 있다. 소장 기능에 혼란이 오면 내 세포가 원하는 것인지 아닌지가 헷갈리게 되어버린다. 내 세포가 진정 원하는 것과 내 입맛은 달라질 수 있다는 뜻이다. 이것을 바로 잡는 것이 소장을 살린다는 개념이다.

모성성으로 소장을 살린다

신체 심리학적으로도 소장을 살펴보자. 한의학에서 소장은 경락 관점에서 모성성(母性性)의 특성을 가진다고 본다. 신체심리학적으로 소장을 살리는 파동을 형성한다는 것은 '모성성'을 활성화하는 것과 연결된다.

모성성이라는 것은 대지(大地) 즉, 땅의 특성이다. 하늘과 땅을 분별해서 본다면 땅의 특성은 여성성, 모성성이다. 모성에는 독점적이고 배타적인 사랑의 특성이 있다. 아버지의 부성성이 따라올 수 없는 강렬한 힘이 있다. 독점적이고 배타적으로 온전하게 내 편이 되어주고 나만 쳐다봐주는 그런 성품이 모성성에 있다. 젖을 먹이는 엄마는 친밀감의 호르몬이라고 불리는 옥시토신 호르몬이 많이 분비되면서 나의 모든 에너지를 아이에게 오롯하게 보내게 된다. 그래서 젖을 먹이는 수유기간 동안에는 성욕도 별로 없어진다. 자기 남편에게도 에너지를 뺏기지 않게 하기 위해서다. 오로지 내

편이 되어줄 수 있는 배타적인 특성을 가지고 있는 모성성은 면역력의 특성과 똑같다. 면역력의 정의가 SELF(자기)와 NONSELF(비자기), 즉 나와 남을 구분하는 배타적 힘이기 때문이다. 심신 의학적으로 가장 위대한 배타성이 모성성이다.

우리 몸의 면역 기능은 첫째, 건강한 범주 내에서의 배타성, 다시 말하면 '나다움'과 '나답지 않음'을 구별하는 지혜이다. 즉, 외부 침입자나 변형된 세포를 인식하는 능력이 필수적이다. 이 과정은 면역세포 중 B 세포, 수지상 세포 등의 기능과 연결되어 있다. 그리고 둘째로는, '나답지 않은 것'이 '나다움'을 압박해 들어오면, 이를 방어하고 제거할 수 있는 힘이 필요하다. 이 과정은 T 세포, NK 세포 등의 면역세포가 담당한다. 이러한 힘과 지혜를 잘 활용하면, 그 파동이 물질 입자를 움직여 면역세포(T 세포, NK 세포, B 세포, 수지상 세포 등)의 형태장 에너지가 원활하게 발현될 수 있다. 이 점은 심신 의학의 큰 효능이다.

10. 통증의 주인이 되는 방법

몸과 마음은 '증상'으로 메시지를 전한다

『통증 혁명』이라는 책을 쓴 뉴욕 의과대학의 재활의학과 존 사노(John E.Sarno)교수는 우리 몸에서 일어나는 여러 가지 만성 통증에 대한 매우 의미 있는 연구를 하여 서양 의학계에 신선한 충격을 주었다. 통증이라는 신호를 깊이 만나보면 거기에서 좀 더 근원적인 심리적 원인을 찾아볼 수 있게 된다는 것이다.

그는 기존의 재활의학과에서 시행했던 여러 물리치료나 시술 등을 하지 않고 새로운 실험을 했다. 1주일에 1시간씩 환자가 미묘하게 느끼고 있는 우울과 분노의 마음에 대한 심리적 상담만을 8회에 걸쳐 시행한 것이다. 상담 결과는 기존의 물리치료적 방법보다 더 우수한 효과를 냈다.

이외에도 존 사노 교수는 여러 가지 근거를 들어 몸만 보는 의학은 반쪽짜리 의학이며, 불완전하고 열등한 의학이라고 통렬하게 주장한다. 나는 심신 의학을 적용해서 여러 가지 만성질환 치료에 큰 효과를 얻었던 경험이 있던 터라, 존 사노 교수의 이 주장에 크게 공감했다.

나는 이러한 개념을 극심한 통증을 동반하는 암 치료뿐만 아니라 통증이 거의 없는 치료에도 적용하고 있다. 통증이라는 감각 신호가 있든 없든 어떤 질병 진단을 받으면 우리는 '아픈 사람'으로 불린다. 암 4기라고 해도 극심한 통증을 느끼는 사람도 있지만, 육체적 통증이 없는 사람도 있다. 그러나 이런 경우에도 미묘한 아픔이 깊이 자리하고 있다. 우리 몸 깊은 곳의 움직임이란 무의식적이어서 의식으로 알아차리기 어려울 뿐인 것이다.

암은 전신의 세포 질환이고 무의식적인 생활습관병이고 또 유전자 변형 질환이라고도 한다. 그런데 내 몸에 있는 어떤 세포의 유전자가 변형되었다는 것을 우리가 스스로 현미경으로 내 몸을 들여다보고 있을 수도 없는 노릇이니, 그것을 눈으로 선명하게 의식하기란 어려운 일이다. 그러나 우리 몸 깊은 내부에서 전해지는 무의식적 메시지는 선명하지는 않더라도 다양한 방식으로 송출되고 있다. 통증이라는 강력한 신호에서부터 구토나 어지럼증, 갑작스러운 소화 불량, 배변 장애 등 비교적 부드러운 신체적 신호로 나타나기도 한다. 또한 불안감, 수면 장애와 같은 더욱 미묘한 정신적 신호를 통해서도 몸은 끊임없이 메시지를 보내고 있다.

따라서 우리 몸에서 어떠한 증상이 나타날 때는 그 증상에 대한 고정관념에 따른 해석보다 느낌에 집중해야 한다. 미묘함을 무시하지 말고 느낌에 집중하여 더 깊이 탐색해서 생명의 본질적인 실마리를 찾아 들어가야 한다. 그래도 우리 몸과 마음이 미묘하게나마 우리가 느낄 수 있는 감각이나 감정의 형태를 통해서 생명의 깊은 무의식적 메시지를 전해주고 있어서 얼마나 다행인가?

내 몸 깊은 곳에서 어떠한 일이 일어나고 있는지 알려주는 신호인 느낌(감각과 감정)으로부터 느껴지는 것이 무엇이든 회피하지도 말고, 압도되지도 말아야 한다. "그래, 네가 전하는 메시지가 무엇인지 다 들어주마! 만나주마!"라는 마음으로 대하는 것이 필요하다. 이런 설명을 하면 "그러고 있으면 무슨 도움이 되나요? 그 증상에 적절한 약을 쓰거나 침을 놓아야지, 몸이 전하는 메시지를 만난다는 게 무슨 말인지 알듯 말듯 하고요, 안다고 쳐도 무슨 도움이 되겠어요?"라고 질문할 수 있다. 그러나 실제로 실행해 보면 생각만 하는 것과는 달리 효과가 크다.

다만 어떤 증상을 만날 때 이 증상은 옳다, 그르다 또는 저 증상은 나쁜 것이다, 위험하다 등의 고정관념을 내려놓는 게 꼭 필요하다. '판단 평가하는 생각의 틀'이라고 할 수 있는 이런 고정관념이 오히려 깊은 만남에 방해될 때가 많기 때문이다. 예를 들어, 통증

(pain)은 그저 '주의를 기울여 만나달라'는 '신호'일 뿐인데 여기에 좋다거나 싫다는 감정을 덧붙이면, 통증은 곧 고통(suffering)이 된다. 거기에 또 여러 가지 생각과 판단이 더해지면 그 고통은 더욱 증폭된다. 예를 들어, '이제 나는 죽을 수밖에 없나 보다', '드디어 암이 뼈까지 전이되었나 보다' 등의 부정적인 판단 평가와 해석이 쌓이면, 결국 고뇌(agony)의 상태로 발전하게 된다는 원리가 있다.

증상에 대해 선입관과 고정관념 없이 충분히 잘 만나본다는 마음으로 '이 느낌을 만나보자, 저 느낌도 또 만나보자' 하며 만나보자. 마치 생전 처음 본 것처럼 호기심을 가지고, 가치판단에 휘둘리지 말고 가치 중립적으로 말이다. 그러면 확실히 증상은 줄어들고 증상 중에 제일 강렬한 통증도 많이 완화된다는 것을 체험하게 될 것이다. 증상이 보내는 신호에 정확히 대응했기 때문이다. 증상의 목표는 딱 한 가지다. 이곳에 집중하여 만나달라는 간절한 신호일 뿐인 것이다.

실제 임상에서 나는 이런 방법을 많이 활용하고 있다. 말기 암 환우가 마약성 진통제에도 반응하지 않아 극심한 통증 때문에 잠을 이루지 못하는 경우에도 이렇게 통증을 만나는 '통증 교감법(痛症交感法)'으로 유의미하게 통증이 완화되는 것을 나는 여러 번 확인했다. 그런데 이 설명만으로는 '통증을 만난다'는 표현이 생소하고, 쉽게 수용하기 어려울 수 있다. 그래서 통증 교감법이 어떻게 몸과 마음에 작용하는지 이 원리를 좀 더 설명해 보겠다.

통증은 '내 안의 의사'가 작동하고 있다는 신호

지금 배가 아프다고 가정해 보자. 나도 모르게 손이 배로 가고 자연스럽게 주의(注意)가 배로 집중된다. 이 현상을 '통증이 있는 부위에 우리의 의념(意念)이 갔다'고 표현한다. 의념(意念)이란, 뜻과 의도를 둔 그 순간의 마음의 움직임이라고 할 수 있다. 그러나 여기서 이런 '의념'이라는 개념이 익숙하지 않아도 아무 문제가 없다. '주의 집중(attention)'이라고 이해해도 의미 전달에는 충분하기 때문이다.

그런데 의념이란 단어를 가져온 이유는, 중요한 한의학의 원리를 설명하고 싶어서이다. '의념(意念)이 어느 곳으로 집중이 되면 거기에 호흡이 따라가고, 호흡이 가는 곳으로 기혈(氣血)이 따라가고, 기혈이 가는 곳에 열(熱)이 따라간다'라는 원리가 있기 때문이다.

'내 안의 의사'가 통증이라는 신호를 만드는 이유가 바로 통증 때문에 주의 집중이 그 아픈 곳으로 자연스럽게 향하게 하려는 것이다. 그러면 그곳에 호흡과 더불어 많은 기운과 혈액(氣血), 그리고 따뜻한 열이 돌봄으로써 지원을 하는 것이다. 그렇게 해서 치유와 회복을 하는 역할을 하게 되는 것이다.

따라서 암과 관련된 어떤 증상이 나타나서 그것이 느껴진다면,

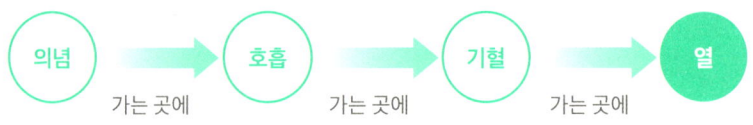

[그림 5] 의념(意念)으로 본 한의학의 원리

그것은 우리가 자연스럽게 암과 소통할 수 있는 채널을 갖게 된 것이다. 우리 몸속의 유전자 깊은 곳에서 일어나는 일은 우리가 알아차리기 쉽지 않다. 그렇지만 이러한 증상을 통해 암이 호소하는 메시지와 교감할 수 있다. 이제 그 본성과 교감하는 구체적인 방법을 조금 더 깊이 탐구해 보자.

통증, 물러서지 말고 마주보라

암 증상 중 두려움에 압도되기 쉬운 제1 증상이 바로 통증이다. 그런데 통증은 암세포가 자신의 상태를 '증상'이라는 메시지로 알리는 신호일 뿐이다. 이 신호가 힘들다고 해서 단순히 빨리 없애려 하거나 회피하고 마비시키는 것만으로 해결하려 한다면, 통증 뿌리인 암은 결코 뽑히지 않는다. 그 신호에 제대로 된 대응을 하지 못했기 때문에 문제는 오히려 더 커진다.

물론 임상 현실에서는 단계가 필요하다. 통증으로 고통스러워하는 암 환우가 의사인 내게 호소를 한다면 우선 그 고통에 대하여 공감하고, 지지해 주고, 따뜻한 위로의 말로 편안하게 하는 것이 중요하다. 그래야 그다음 단계로 나갈 에너지를 얻게 된다. 그다음 단계는 '직면(直面)'이다. 직면은 공감과 지지와 더불어 또 하나의 중요한 치유 요소이다.

직면이란 우리 몸이 전해주는 메시지인 통증을 두려움에 압도되어 회피하려고 하지 않고 마주하면서 정면으로 만난다는 뜻이다. 비껴보지 않고 직각으로 정면에서 바라볼 때, 우리는 그것을 관통하고 통과할 수 있으며 비로소 통증을 극복할 수 있는 길이 보인다.

이러한 과정은 굉장히 두렵거나 아프기도 하고, 어쩌면 외면하고 싶을 수도 있다. 통증과 관련된 대상에게 화가 날 수도 있다. 그래서 이러한 '직면하기'는 환우가 견뎌낼 만큼 자아 강도가 강해졌는지 잘 살펴보면서 진행하는 것이 필요하다. 또 어느 시점에 실행하느냐도 굉장히 중요하다. 다시 말하면 아직 내 능력으로 감당이 안 되는 통증이라면 진통제 같은 외부적 도움을 받는 것이 현명하다는 뜻이다.

통증은 자연치유 과정이 진행 중이라는 신호

통증을 직면해야 하는 본격적 단계로 들어가기에 앞서 일단 한의학적으로 통증이 무엇인지부터 알아보자. 『동의보감』에선 '통즉불통 불통즉통(通卽不痛, 不通卽痛)' 즉 소통이 되면 아프지 않고, 소통이 안 되면 아프다고 표현한다. 우리는 흔히 이 표현을 "어딘가가 무엇인가로 막혔을 때 통증이 온다."라고 이해하기 쉽다.

하지만 실제로는 더 미세한 관점에서 이해할 필요가 있다. 예를 들어 혈관이나 신경이 완전히 막혔을 때는 통증이 오는 것이 아니라 오히려 칼로 찔러도 전혀 안 아프게 된다. 마비가 되기 때문이다. 그런데 완전히 막히기 바로 직전의 상태에서는 극심한 통증이 발생한다. 왜 그럴까? 완전히 막혀 혈액 공급이 안 되면 결국 조직이 괴사해서 죽게 되기 때문에 이런 응급사태가 발생하지 않게 할 필요가 생기기 때문이다.

이렇게 좁아진 혈관을 '내 안의 의사'가 작동하여 응급으로 혈관을 넓히려고 할 때 나타나는 신호가 바로 통증이라는 것이다. 결국 혈관을 좀 넓혀서 그쪽으로 혈액을 많이 보내달라는 자연 치유적인 신호가 통증이라고 본다. 통증이라는 강력한 신호가 생기면 우리의 의념과 주의집중은 자동적으로, 무의식적으로, 빠른 속도로 그 쪽으로 향한다. 주의집중의 힘으로 문제가 발생한 쪽에 기혈을 보내 혈관을 넓히기 위해서다.

이것이 '내 안의 의사'가 발휘하는 자연치유력이다. 그래서 만성적으로 진통제를 많이 쓰는 것이 현대인 난치병의 한 원인이라고 지적되기도 한다. 통증이 귀찮은 것이라고만 인식해서 아예 못 느끼게 함으로써 '내 안의 의사'가 잘 대응할 수 있는 자연치유력을 퇴화시켜 버리기 때문이다.

이 원리를 잘 보여주는 실험이 바로 '프로스타글란딘(prostaglandin) 실험'이다. 상처가 나면 우리 몸은 위급상황을 알리기 위해 프로스타글란딘이라는 호르몬을 분비한다. 이 프로스타글란딘이라는 신호물질 때문에 주로 통증이라는 감각이 만들어진다. 그러나 이 통증 신호 덕분에 상처 부위로 기혈(氣血)이 집중되어 회복 속도가 더 빨라진다.

프로스타글란딘 실험은 상처가 났을 때 분비되는 프로스타글란딘을 추출하여 보관한 후, 새로운 상처가 생겼을 때 이를 주입하면 통증은 2배 강하게 느껴져서 더 아프지만, 상처 회복 속도도 2배 빨라진다는 실험이다. 원래 분비되는 프로스타글란딘에다가 추가로 프로스타글란딘이 주입되니 생기는 일이다. '아픈 만큼 성숙해진다'라든가 '빨리 회복하려면 많이 아파야 한다'는 말도 있는데,

매우 일리 있는 말이다. 나는 이런 원리를 '통증을 만난다'라고 표현한다.

제대로 통증을 만나면 통증의 의도는 살리고 고통은 훨씬 덜 느껴진다. 다만 이런 감각을 만날 때 두 가지를 주의해야 한다. 회피하지도 않아야 하고, 압도되지도 않아야 하는 것이다. 회피나 압도는 만나는 것이 아니다. 통증 메시지를 알아차리는 것이 아니다. '회피'는 도망가니까 못 만나는 것이고, '압도'는 그 증상에 완전히 덮여버려 꼼짝 못 하는 상황이니 제대로 못 만난 것이다. '모든 현상, 모든 감각에 옳고 그름은 없다. 다만 알아차림이 있을 뿐이다'는 말을 떠올리며, '통증이 주는 신호'를 제대로 만나는 게 필요하다. 물론 이런 통증 교감법으로 해결하기 힘든 정도의 강한 통증에는 진통제를 적절히 써가면서 조절해 가는 것이 지혜로운 길이기도 하다.

심리치료에서도 이 개념은 똑같이 활용하고 있다. 통증의 고통뿐만 아니라 감정의 고통도 마찬가지이다. 모든 고통은 결국 회피와 압도됨 없이 '온전히 만나지 못한 경험(unmet experience)' 때문이라고 본다. 때론 아프고 힘들지만, 그 느낌을 정면으로 접촉하여 그때 말하고 싶고 듣고 싶었던 느낌을 언어뿐 아니라 소리와 움직임으로 충분히 만나면 그 일은 완결되고, 완결이 되면 비로소 흘러가게 된다. 그럴 때 원래 하늘로부터 받은 생명력이 회복된다. 그래서 임상 현장에서 내가 환우들에게 자주 이런 말을 한다.

"아, 그러신가요? 그 증상도 회피하지도 말고, 압도되지도 마시고 한번 잘 만나보시죠~"

"만나면 완결되고, 완결되면 흘러갑니다."

"각자 안에 있는 우주 최강의 의사는 보내준 신호를 회피하지도 않고 압도되지도 않으며 온전히 만나라고 합니다. 그러면 모든 고통은 스스로 해결할 수 있다고 말해줍니다."

통증보다 마비가 더 치료하기 어렵다

위에서 통증의 원인으로 오해하기 쉽다고 했던 게 '막혀버리는 경우'이다. 이때는 통증이 생기지 않고 오히려 마비가 온다고 했다. 사실 통증을 못 느끼는 이 단계가 더 위험한 것이다. 아이러니하게도 통증이 있고 통증이 좀 심하다는 말은 오히려 자가 치유 능력의 가능성이 크다는 걸 의미한다. 이걸 한의학에서는 '실증(實症)'이라고 한다. 반대로 허증(虛症)은 통증도 별로 없으면서 점점 에너지가 떨어져서 사그라지는 것이다. 허증은 실증보다 훨씬 더 치료가 오래 걸리고 어렵다고 본다. 통증이 극심한 실증(實症)일 때는 오히려 잘 대처하면 빨리 낫는다는 뜻이기도 하다.

몸이든 마음이든 우리에게 다가오는 통증은 나를 벌주려고 온 신호가 아니다. '정상적인 상태로 회복하라'는 신호전달 방식일 뿐이다. '왜 재수 없게 이런 통증이 생겼나'하고 해로운 벌레처럼 생각하여 빨리 도려내 버려야겠다는 마음으로 접근하면 통증 뿌리는 절대 뽑히지 않는다. 통증은 무엇을 해야 하는지 정확하게 알려주는 메신저일 뿐인 것이다. 제 2장의 8가지 사례에서, 몸의 아픔뿐 아니라 마음의 아픔이 보내는 신호를 잘 만난 실제 사례를 참고해보길 바란다.

11. 암 치료의 핵심 기둥, 자율신경

생명현상과 직결되는 자율신경

나는 지금까지 암은 국소성 질환이 아니라 전체성 질환이라고 계속 강조하고 있다. 그런데 내 세포 37조 개와 나와 공생하며 살아가는 100조 개 미생물 세포를 합친 137조 개의 구성원 모두를 잘 다스리는 일이 쉽지 않다. 그 많은 구성원 하나하나를 다 개별적으로 만나 전체를 이끄는 것은 불가능하다고 봐야 한다. 그런데 이 전체를 저절로 잘 작동하게 하는 큰 시스템 하나가 있다는 것은 매우 반가운 일이다. 그것이 바로 자율신경계이다. 이 자율신경에 대해서 하나씩 알아보도록 하자.

생명 활동의 기본이 되는 기능으로 호흡, 순환, 대사, 체온, 소화, 분비, 생식 등이 있는데 자율신경은 이 기능들이 늘 일정한 상태로 항상성(homeostasis)을 유지하는 데 핵심 역할을 한다. 그리고 암을 비롯한 만성난치병일수록 자율신경 균형은 더욱 중요해진다. 이렇게 인체 기능을 총체적으로 조절하는 신경인 자율신경은 우리 의지대로 쉽게 통제되지 않는 특성이 있다. 그래서 '보이지 않는 손'이라고 표현한다.

자율신경이란 의도적으로 의식적으로 노력하여 조절하기가 어려운, 마치 자율적으로 스스로 움직이는 것 같은 신경 시스템이다. 우리 몸의 신경계는 크게 중추신경계와 말초신경계로 구분된다.

중추신경계는 들어온 자극을 종합해서 반응하는 신경계이며, 말초신경계는 자극과 반응을 전달하는 역할을 한다.

말초신경계에는 두 가지로 나뉜다. 의식으로 잘 인식되고, 의지대로 작동되는 체성신경(體性神經)이 있고, 의지대로 통제가 안 되며 의지와 상관없이 스스로 움직이는 것 같이 작용하는 자율신경(自律神經)이 있다.

체성신경은 이를테면 주먹을 세 번 쥐었다 폈다 운동하겠다고 생각했을 때 큰 장애가 없다면 생각대로 잘 움직일 수 있는 신경이다. 반면 자율신경이 하는 일은 심장박동수나 땀 배출, 혈압을 조절하는 신경으로 생각대로 통제하기 어려운 신경이다. 그렇게 생각대로 통제하기 어려운데도 자율신경이 하는 일은 생명을 유지하는 데 중요도 1순위라고 할 수 있다. 체성신경처럼 주먹 쥐는 일이 잘 안된다고 즉사하는 일은 잘 생기지 않는다. 그러나 심장박동, 혈압 조절, 땀을 내서 체온 조절하는 자율신경이 제대로 기능하지 않으면 바로 즉사할 수도 있기 때문이다.

그러고 보면 조물주가 우리 인간을 만들 때 생명현상과 바로 직

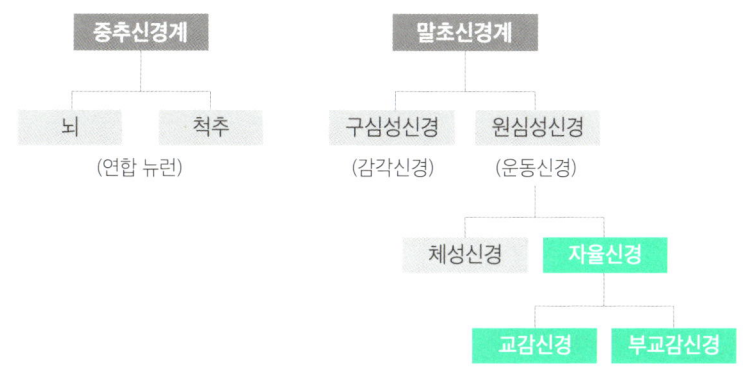

[그림 6] 중추신경계와 말초신경계

결되는 기능은 인간 의지와 생각으로 쉽게 조절되지 않게 만들어 놓았다는 사실이 의미심장하다. 만약 인간의 생각대로 조절하게 만들어 놓으면 인간 욕심에 눈이 어두워 악으로 깡으로 심장 터지게 무리를 해 쉽게 죽을까 봐 그렇게 장치해 놓지 않았나 짐작된다.

건강은 교감신경과 부교감신경의 균형에서

자율신경은 교감신경과 부교감신경으로 나누어진다. 두 날개로 온전히 나는 새처럼 교감신경과 부교감신경은 우리 생명을 유지하는 두 날개 역할을 한다.

교감신경이란, 뭔가에 긴장하고 집중하고 위험을 감지하면서 의지와 각오를 다질 때 활성화되는 신경 시스템이다. 교감신경의 이런 작용은 맹수가 나를 잡아먹으려 달려들 때 우리 생존을 위해 필요하다. 그때는 긴장해야 하고 위험을 감지하고 이를 악무는 의지가 필요하다. 하지만 늘 이렇게 있어야 한다면 우리 몸은 얼마 가지 않아 무너지게 되어 있다. 이때 균형을 맞추어야 하는 또 다른 날개가 바로 부교감신경이다. 부교감신경은 몸과 마음을 이완시키고, 안정과 휴식을 시키며, 내어 맡기고 수용적인 태도를 가질 때, 그리고 고요하게 명상할 때 많이 활성화된다.

일반적으로 현대인의 대다수가 과로와 스트레스에 시달리면서 교감신경이 지나치게 활성화되고, 부교감신경은 저하된 상태가 많다. 그 결과, 자율신경의 균형이 제대로 유지되지 않으며, 이는 면역력과 생명력에도 영향을 미친다. 이러한 균형을 회복하고 최대한의 생명력과 면역력을 발휘하기 위해 주로 시도하는 방법이 바로 부교감신경을 활성화하는 것이다. 이완이라든가 명상이 만병통치처럼 중요하게 주목을 받는 것도 그런 이유이다.

　암이라는 질병은 이 자율신경 부조화가 더 심각한 상황이다. 이 자율신경 균형의 회복 탄력성이 무너져 어떤 임계점을 넘어선 것이라고 이해하면 좋을 것이다. 스프링을 당겼다가 놓으면 다시 회복되는 탄성(彈性, elasticity) 범위를 벗어나, 당겼다가 놔도 원래대로 돌아오지 않게 되는 소성(塑性, plasticity)의 단계로 가 버린 것이라고 비유할 수 있다. 이 원리를 알 때 우리의 치유 매뉴얼의 기본 토대를 잡는데 큰 힌트가 될 것이다.

　앞서 자율신경은 인간의 생각대로 쉽게 조절되지 않는 무의식적 특징이 있다고 했다. 그러나 반가운 소식은 자율신경 균형을 의식적으로 조절하는 방법이 남아있다는 것이다. 그것이 바로 호흡법이다. 의식적으로 호흡을 잘 훈련하면 자율신경의 균형을 다시 회복할 수 있다. 호흡에서 들숨, 날숨의 온전한 리듬을 회복하면 자율신경의 균형이 이루어지고 생명력과 면역력이 제대로 작동하게 된다. 여기서 생명력이란 137조 개의 모든 세포 구성원이 건강을 유지할 수 있는 힘을 말하며, 면역력이란 그 구성원 중에서 내·외부의 침입을 잘 알아채고 고칠 수 있는 군인과 경찰의 올바른 힘을 말한다.

자율신경 균형 회복은 100점 만점에 70점

　이런 자율신경 균형이 회복되면 100점 만점 암치유 시험문제에서 70점짜리 문제를 맞춘 것과 같아 그 다음부터 치유 과정은 훨씬 여유로워지게 된다. 겉으로 보기에는 엄청 열심히 치유 생활하는 것 같지 않아도 내성 없이 암을 잘 이겨내는 환우들은 자율신경 균형이 잘 이뤄진 공통점이 있다. 그런데 누가 봐도 열심히 암 치유를 잘하는 것 같아 보이는데 실패하는 환우들의 경우는 중요한 70점짜리 문제는 해결하지 않고, 나머지 30점짜리 문제에 집착하고 엄청 부지런하게 노력하는 안타까움을 많이 보게 된다.

최소 5년의 마라톤 완주와도 같은 암 치유 레이스를 온전히 잘 해낸 많은 암 치유자들을 조사해 보면 암을 치유한 방법들은 제각기 다르고 다양하다. 그런데 제일 큰 공통점 하나가 바로 '암으로 인한 두려움에 압도되지 않은 평온한 마음'이라고 연구되었다. 이런 마음은 자율신경 균형이 이루어졌을 때 비로소 나오게 된다.

좀 냉정하고 아픈 표현이겠지만, 겉으로 보기에 열심히 치유 잘하고 있다는 분이 실패하는 데에는 다 이유가 있다. 자율신경 균형이 아직 갖춰져 있지 않은 상태에서는 늘 두려움과 불안이 마음속 밑바닥에 깔려 있다. 그러다보니 겉으로 보기에 매우 열심히 노력하는 모습은 실상 내부적으로는 그 두려움을 회피하려고 허겁지겁하는 모습일 때가 많다. 그 사람의 내면은 모르기 때문에, 옆 사람들이 보기에는 매우 열심히 치유 생활하는 것처럼 보일 수 있다. 그러나 그렇게 열심히 하는 사람이 치유에 실패하는 것은 가장 중요한 자율신경 균형의 기본이 안 된 결과인 것이다.

그래서 나는 암 치유 5대 습관 중 첫 번째로 긴급한 습관이 바로 호흡 습관이라고 강조하는 것이다. 호흡 습관이 어느 정도 갖춰져야 자율신경 균형 속에서 안정된 마음으로 차분하고 꾸준하게 5년 마라톤을 완주할 수 있기 때문이다.

면역력과 자율신경

　자율신경과 서로 긴밀하게 연결되어 면역학적으로 영향을 미치는 게 바로 림프구와 과립구이다. 림프구와 과립구는 대표적으로 면역작용을 하는 물질인 백혈구의 세부 구성요소를 말한다. 이 과립구와 림프구의 역할이 교감신경 및 부교감신경과 긴밀하게 연결되어 있다는 점을 주목할 필요가 있다. 교감신경이 활성화되면 과립구 수가 많아지고 부교감신경이 활성화되면 림프구 수가 많아진다.

　과립구는 세균이나 박테리아가 침입했을 때 가장 먼저 반응하여 활성산소를 방출함으로써 외부 침입자 세포를 파괴하는 역할을 한다. 초기 면역작용에서 활성산소를 무기로 쓸 때가 있는데 그게 과립구의 역할이다. 과립구가 역할을 잘하지 못하면 외부의 세균이나 박테리아에 감염되는 문제가 생긴다.

　제일 심각한 경우는 그 감염이 혈액을 타고 전신 염증으로 이르러 패혈증(敗血症)의 증상이 나오는 경우이다. 잘 대처하지 못하면 바로 사망할 수도 있어서 이런 긴급함에 대응하는 과립구가 우리 몸에 일정 비율로 존재해야 하는데 통상 혈액검사에서 과립구의 분율(分率)이 60% 정도면 적당하다고 본다. 하지만 교감신경이 과도하게 항진되어 지나치게 오랫동안 활성화되면 자기 세포까지 손상 입히는 결과를 초래하게 되어 문제이다. 이 균형을 맞추고 한쪽이 지나치지 않게 조절하는 역할을 하는 것이 바로 부교감신경이다.

부교감신경은 림프구와 밀접하게 연동되어 있다. 림프구는 작은 바이러스나 손상된 세포를 제거하며, 특히 암세포와 같은 변이 세포를 세포자살시키는 중요한 기능을 한다. 암 면역작용에서 과립구에 비해 림프구 역할이 더 큰 영향을 미치기 때문에 보통 백혈구 안에 림프구가 얼마나 있는지 보고 암치유의 면역력 정도를 평가하기도 한다. 혈액검사에서 림프구 분율이 보통 40% 내외까지 올라가면 최고 좋은 상태로 본다.

림프구는 이완, 안정, 휴식, 명상 등 차분한 상태에서 많아지고 활성화된다. 물질로 얘기한다면 항산화제가 되겠다. 긴장하거나 움직이지 않으면 못 견딜 것 같이 안달 나는 상태와 반대되는 개념이 항산화제이다. 차분하게 멈출 줄 알고 이완하는 기능이다. 빠르게 움직이고 정신없이 바빠야만 일을 많이 할 수 있을 것 같지만 오히려 이완하고 내려놓을 때 암 치료의 핵심인 면역력이 더 큰 일을 해낼 수 있다. 이것이 자율신경에서의 부교감신경의 힘이고, 면역으로 따지면 림프구가 늘어나 암 면역작용이 활성화되는 개념이다.

그래서 심신 의학적으로 보면 투쟁하겠다는 마음을 많이 가지면 그에 공명하는 형태장 에너지가 형성되면서 과립구가 활성화된다. 반면에 건강·평화·행복·소통·치유·성장에 초점을 맞추면 그에 공명하는 형태장이 형성되고 림프구가 활성화된다. 이렇게 면역작용은 자율신경과도 밀접하게 연결되어 있지만 그 외에도 내분비계, 정신신경계에도 긴밀하게 연결되어 있음이 계속 자세히 밝혀지고 있다. 그래서 처음에는 '면역학'이라는 용어만 있었다가 '정신신경면역학'이라는 용어가 생기더니 이제는 '정신신경내분비면역학'이라는 용어까지 사용되고 있다.

『면역 혁명』이라는 책을 쓴 일본의 세계적인 면역학자 아보 도오루(Toru Abo) 박사도 같은 맥락의 얘기를 하고 있다. 인간의 질병을 가장 근원적으로 탐구해 보니 "결국 자율신경 조절력을 가질 때 인간은 건강할 수밖에 없다"라고 말이다.

결론적으로 암을 다스리는 방법으로 다시 돌아와 보자. 암 환우의 경우, 어떻게 해서든 암세포를 죽이겠다, 없애겠다, 암과 싸워 이기겠다는 각오를 다지는 것은 과립구의 역할처럼 암치료 초기에는 의미가 있다. 암 환우가 절망해서 암 치료를 위한 투병 의지가 아예 없을 때, 불꽃처럼 다시 뜨겁게 투쟁 의지를 다지는 것이 필요하기 때문이다. 하지만 암과 싸우겠다는 투쟁 의지만으로 치료를 계속하다 보면, 곧 지칠 뿐만 아니라 장기적으로는 오히려 도움이 되지 않는 경우도 많다.

그래서 그다음 단계가 필요하다.

"나는 건강해질 것이다."
"나는 성장할 것이다."
"평화롭게 세상에 기여하겠다."
"보람 있게, 나답게 꽃피우며 살겠다."

이처럼 긍정적인 다짐에 초점을 맞춘 삶의 태도가 림프구와 부교감신경을 활성화하는 데 중요한 역할을 한다.

결국, 이런 태도가 면역력과 자율신경 균형을 회복하는 최종 목표를 완성할 수 있도록 돕는다.

제 2 장

8가지
심신 통합 치료
사례로 본
암 치유 원리

각 분야에서 성공하여 존경받는 사람들에게 질문했다. "당신이 성공할 수 있었던 모든 요소 중 딱 하나만 든다면 무엇인가요?" 가장 많이 돌아오는 답변은 바로 '실행력'이었다. 머리로 아는 것만은 그렇게 중요하지 않다는 것이다. 오히려 너무 머리로만 알려고 하는 것은 성공에 큰 방해가 된다.

실행하느냐 아니냐는 하늘과 땅 차이다. 생각도 많이 하고, 지식도 많이 모으려고 엄청나게 노력하면서, 정작 실행 앞에서 주저하는 사람은 결국 패배로 끝나게 된다. 그런데, 머리의 지식은 그렇게 많지 않아도 느낌을 따라서 용기를 내어 꾸준히 실행해 내는 사람은 소망하던 목표에 도달하는 극단적 차이를 보인다. 이렇게 중요한 실행을 하게 하는 강력한 힘은 바로 가슴에서 나온다. 가슴의 감정(emotion)에서 나온다.

그래서 나는 머리, 가슴, 배 그 세 가지 중에서 제일 힘이 센 감정에 대한 앎을 이제 시작하려 한다.

감정(emotion)이라는 단어는 영어로 e+motion으로 구성되어 있는데 e가 불러일으킨다는 어원이고, 'motion'은 움직임을 의미한다. 감정(emotion)이란 움직임, 즉 행동을 불러일으키는 강력한 동기부여의 뜻이 있기 때문에 시작하는 실행력을 위해서는 반드시 가슴의 감정이 움직여야 한다. emotion이 motion하게 하기 때문이다.

우리 삶의 모든 고통과 질병은 '만나지 못한 경험(unmet experience)' 때문이라고 파악하고 있다. 회피하거나 압도되지 않고 제대로 내 감정을 만날 수만 있다면 반드시 치유가 일어나고 그에 따른 성장이 따라오게 되어 있다는 뜻이다. 자, 그럼 지금부터 그 참 만남의 여정에 용기를 갖고 뛰어 들어가는 실행을 감행해 보자.

사례 ❶

간암 50대 남성

간절히 듣고 싶었던 말 '미안하다', '고맙다'

간경화로부터 간암 4기까지 진행되었던 50대 남성 환우의 사례다.

어릴 때부터 이분의 형은 공부를 잘하고 집안의 자랑이었고, 본인은 형에 비교해서 늘 못난 동생, 문제아 취급을 받았다.

"어이구! 네 형 반의반 만이라도 따라가라! 어쩌면 그렇게 공부를 못하냐!"

이런 얘기를 들으면서 늘 부끄러웠고, 위축됐다. 형이 부러웠고, 어떨 때는 시샘도 났다. 그런 어린 시절을 지나서 성인이 되었다. 형에게 공부로는 못 미치지만, 사업을 해서 돈이라도 잘 벌어 아버지에게 인정받고 싶었다.

제법 큰 식당을 하면서 열심히 일한 결과, 사업으로 성공했는데 더 키워보려다가 망하고 말았다. 그것을 만회하려고 다른 사업을 시도했지만, 또 잘되지 않았다. 그러다 보니 아버지한테 더 욕을 먹었다. 아버지는 사업이 잘될 때조차 단 한마디의 칭찬도 없었다. 망하고 나니 혀를 차면서 부족한 점을 가혹하게 지적하며 기를 죽이는 말만 쏟아냈다.

그렇게 힘든 세월을 지내다가 이를 악물고 노력해서 사업 재기에 성공했다. 다시 먹고 살 만하게 큰 살림을 꾸리게 되었다. 그 사이 형은 미국으로 이민 가서 자주 오지도 않았다. 그뿐만 아니라 형수가 시아버지와 시댁을 싫어해서 더더욱 왕래가 없었다. 못마땅하고 속상했다.

아버지는 나이 들고 재산도 많이 없어지고, 병까지 들어 보살필 사람도 없이 힘들게 되었다. 그러자 이분이 바쁜 중에도 날마다 다니면서 아버지 병시중을 했다. 생활비도 계속 부족하지 않게 가져다드렸다. 그러나 아버지는 여전히 고맙다는 말 한마디를 안하셨다. 이런 상황에서 형이 미국에서 사업에 돈이 필요하다니까 아버지는 남아있는 재산을 다 팔아 형한테 보내는 것이었다. 너무하지 않냐며 아버지에게 처음으로 화를 냈다.

아버지는 바쁜 와중에도 병간호를 하던 그에게는 단 한 번도 사업 자금을 대준 적이 없었고, 늘 부족한 놈 취급을 했다. 그런데 효도라고는 하지 않는 큰 형에게는 돈을 그렇게 갖다 바치다니! 가슴에 억울함이 가득 차서 미칠 것 같았다. 그 이후로 간경화가 생기고 간암까지 진행이 되었다.

이분에 대해 심신통합 치료를 하게 되었는데, 일단 이분 이야기에 충분히 공감하며 경청했다. 가슴에 돌덩어리같이 굳어버린 응어리를 푸는 것이 중요하다고 생각했다.

아버지한테 막되어 먹은 패륜아라고 말을 들어도 좋다고 생각하고, 하고 싶은 말을 마음껏 해보라고 했다. 처음에는 머뭇머뭇하더니 감정이 격해지니 원망의 말을 더 심하게 퍼부었고 욕도 막 나오기도 했다. 이분의 감정의 물꼬가 열리기 시작했다고 판단하고 나는 좀 더 깊은 탐색 질문을 해보았다.

"혹시 그런 아버지한테 복수하고 싶지 않았나요?"

"예. 복수하고 싶었지요. 그런데 제가 뭐로 복수할 수 있었겠어요?"라고 말하는 눈빛에 분노와 애절함이 섞여 있는 듯했다.

"혹시 말입니다. 혹시, 아주 엉뚱한 상상일 수도 있는데요. 아버지가 돈 없고 병들었을 때 둘째 아들인데도 아버지의 어려운 살림살이를 돌봐주고, 묵묵히 병 수발도 해주었잖아요. 그런데도 아버지는 칭찬 없이 무시했잖아요. 원망의 마음속에서 만약 힘든 병으로 비참하게 아버지보다 먼저 죽게 되면, 아버지가 가슴을 쥐어뜯으며 후회하지 않을까? 이런 엉뚱한 상상이 떠오른 적은 없었나요?"라고 물었다.

그 말에 갑자기 고개를 떨구더니, 잠시 후 가슴을 쥐어뜯듯이 고통스러운 소리를 내며 오열하였다. 그렇게 한참을 울더니 고개를 심하게 끄덕거리며 띄엄띄엄 말을 내어놓았다.

"아, 그랬나 보네요…. 그랬나 보네요. 내가 그렇게 비참하게 죽는 모습을 볼 때에야 비로소 아버지가 후회할 것 같다는 마음이 제게 있었나 보네요. 맞네요. 맞네요. 흐흐흑…"

이 말을 듣고서, 나는 심리치료 기법의 하나인 역할극(role play)을 진행했다. 치유 프로그램에 같이 참여한 암 환우 중에서 아버지 역할을 선정한 다음 그분이 느낀 대로 표현하게 했다.

"미안하다. 네가 그동안 나한테 얼마나 잘해주었는데 혼내기만 하고 고맙다는 말도 한마디 못했구나. 정말 미안하다. 정말 미안하다. 그리고 고맙다. 정말 고맙다."

역할극에서 아버지 역할을 맡은 사람이 이 말을 하자, 그분은 꺼이꺼이 소리를 내며 방바닥을 치며 울었다. 짐승이 울부짖듯이 큰소리를 지르면서 한참 동안 통곡했다. 심리치료 세션이 끝나고 그분에게 느낌을 물었다.

"이렇게 '미안하다, 고맙다'는 말을 아버지에게 들으니까 그 두 마디가 가슴이 터질 듯 울림이 크게 오네요. 사실 50년 동안 가슴에 거대한 바윗덩어리를 안고 살았어요. 그동안 괴로워서 나름대로 여러 가지 심리상담을 받아봤지만, 그때 잠깐 좋아졌을 뿐이었어요. 그때는 제가 '아버지한테 복수하기 위해서 암을 만들었을 수도 있겠구나'라는 생각은 꿈에도 못했어요. 저의 고통에 대해서 깊은 공감과 위로를 받은 것 같아 가슴의 바윗덩어리를 치운 듯 너무나 홀가분하고요, 희한하게도 이제는 아버지를 용서할 수 있을 것 같습니다."

그러면서 '당장 내일 아버지를 찾아가고 싶다'고 말을 맺었다. 이처럼 역할극에서나마 가족에게서 듣고 싶었던 말을 듣고, 하고 싶었던 말을 하게 함으로써 마음속에서 풀리지 않았던 응어리진 정서, 원망과 한을 풀게 해주면 가족관계도 새로워지면서 암도 극적으로 호전되는 경우가 많다. 이분도 이 심리 세션이 끝난 한 달 후 검사에서, 계속 악화되던 모든 수치가 좋아지는 방향으로 바뀌는 놀라운 변화를 보게 되었다.

억울함이 만들어낸 간의 바윗덩어리

이분 사례에서는 가슴에 답답하게 들어앉은 돌덩이 같은 마음의 응어리가 문제였다. 이 사례에서 암이 생긴 부위인 간은 한의학의 음양오행 원리로 보면 목(木) 에너지에 배속된다. 땅속에 있던 씨앗이 봄이 되어 땅을 뚫고 떡잎으로 나오는 봄의 에너지 파동인 것이다.

그래서 목(木) 에너지가 제일 싫어하는 것은 막혀서 뚫고 나갈 수 없음, 즉 소통이 안 되는 것을 참지 못한다. 그렇게 소통이 안 되고, 알아주지 않고, 너무 억울하고 답답하기 때문에 화를 내게 된다. 화를 내면 일시적으로나마 가슴이 뚫리는 느낌이 들기 때문이다. 그러나 이런 반응이 반복되면, 화가 간(肝)의 촉촉함을 말려버려 결국 간경화로 진행될 위험이 있다.

오랜 임상 과정 중에 간암이나 담도암에 걸린 환우들의 원인을 심신 의학적으로 탐색해 보았다. 그 결과, 이들이 풀지 못한 핵심 감정이 '억울함'인 경우가 압도적으로 많다는 사실을 확인할 수 있었다. 억울(抑鬱)함이라는 감정은 억눌리고 울체된다는 한자의 뜻처럼, 펼치고 싶고 인정받고 싶은 자연스러운 기운의 발생이 억눌릴 때 쌓이는 정서이다. 이 감정을 회피하지도 않고 압도되지도 않으면서 온전히 마주하면, 울체된 기운은 풀리고 치유로 이어지게 되어 있다.

고쳐야 할 대상은 개인이 아니라 가족 전체 시스템

그리고 이 사례에서 가족관계에서의 얽힘도 볼 수 있다. 아버지는 형을 편애했고, 둘째에게는 관심이나 사랑이 부족했다고 느낀

것이다. 그리고 사랑을 독차지했던 형은 주는 것 없이 가져가려고만 한다고 생각되니 이 환우는 억울하고 답답했다.

가정을 이루고 있는 개인들 사이에 일어나는 이런 상호작용을 심리학에서는 '가족 역동(family dynamics)'이라고 한다. 그리고 문제를 일으키는 가족 구성원을 'I.P(Identified Patient, 증상을 나타내는 환자)'라고 부른다. 영어로 환자(patient)라는 단어에는 참고 견딘다는 뜻도 있다. 다시 말하면 I.P는 가족 전체 시스템의 부조화를 참고 견디면서 가족 전체의 문제점을 인식하게(Identified) 해주는 역할을 한다는 뜻이다.

한 사람이 겪는 문제를 단순히 그 개인의 심리적·내적 문제로만 바라봐서는 안 된다. 그러므로 고쳐야 할 대상도 문제를 겪는 구성원 한 명이 아니라 가족 전체 시스템이다. 그 한 명은 조화가 깨진 전체 시스템에서 유난히 눈에 띄게 드러나는 역할을 한 것뿐이다. 이 가족 안에서 왜 고립된 상황과 환경이 만들어졌을까를 바라보면서 가족관계의 얽힘부터 바꾸어야 한다. 이는 가족 전체가 하나의 시스템으로 같이 연결되어 있기 때문이다.

물론 이때, 암 환우의 가족 모두를 불러 가족 상담 작업을 한다면 가장 좋다. 그러나 현실적으로는 매우 어렵기 때문에 이런 역할극을 통해서도 할 수 있다. 역할극으로도 가족 시스템 전체의 부조화를 바로잡는 데 충분한 효과가 있다.

나는 가족 상담 전문가로서 이런 상담 사례를 자주 접하게 되는데 가족 시스템의 특정 행동 방식과 암세포의 행동 방식이 놀랍도록 닮아 있다는 점을 발견했을 때, 암 치유의 방향에 대한 큰 통찰을 얻게 되었다. 이런 암세포의 유사한 특성을 뒤에서 또 자세히 설명하겠지만 여기서 간단히 표현하자면, 37조 다세포 생명체인 인간이 건강을 유지하기 위해서는 세포끼리 서로 긴밀하게 소통하고 연결하는 건강한 네트워크 시스템이 필요한데, 암세포는 이런 시스템으로부터 고립된 세포를 말한다.

암세포는 고립되고 소외된 환경에서 적응하려고 돌연변이를 일으킨 세포이다. 가출한 청소년에 비유한다. 그렇기 때문에 문제를 일으키는 것으로 보이는 암세포를 잘라 죽일까, 태워죽일까, 독한 약물로 죽일까에만 주의를 기울여서는 근본 치유가 일어나지 않는다. 이렇게 고립되게 만들어진 몸 전체 시스템을 바꾸지 않으면 암은 내성이 생겨 재발, 전이될 수밖에 없다는 뜻이다.

'진정한 원인'은 눈에 잘 보이지 않고, 숫자로 측정하기 어려운 '무의식적 요소'다. 이런 관점을 가져야 암의 근본 치료가 이루어진다. 서로 긴밀하게 연결되어 있는 가족 역동처럼 암세포를 보자는 뜻이다.

사례 3

위암 50대 여성

암으로 얻는 '2차 이득'

위암으로 입원했던 50대 여성 환우의 사례다.

이 여자분은 전라도 큰 부잣집으로 시집을 가게 되었는데, 그 시댁에선 시어머니의 권위가 매우 컸고 집안의 모든 결정은 시어머니에 의해서 이루어졌다. 며느리가 어떤 의견을 낼라치면 생각이 짧다고 면박을 주고, 늘 시어머니 당신 말이 옳다고 했다. 그동안 현명하게 재테크를 잘해서 집안을 이만큼 일으켰다고 시어머니는 늘 자랑하였다. 또 이런저런 자질구레한 증상으로 아프다면서 결혼하여 서울 사는 아들을 본인이 거주하는 전라도 집으로 자주 부르곤 했다.

그러다 보니 남편은 아내보다 시어머니가 늘 우선이었다. 어떤 때는 이 환우는 자신이 이 집 하녀 같다는 생각도 했다. 이러한 생각이 오래되니까 서운함, 분노, 쓸쓸함, 외로움이 밀려왔고, 결국 남편을 비롯한 시댁 전체에 대한 감정으로 확장되었다. 결국 깊은 우울에 빠지게 되었다. 그러던 중 암이 발병했다. 하지만 암이 발병한 후, 남편의 태도에 크게 변화가 생겼다.

"저는 암 걸린 게 차라리 잘된 것 같아요. 우스운 얘기지만, 암 걸리고 나서 남편이 많이 달라졌거든요. 1순위가 시어머니에서 저로 순위가 바뀌었어요. 지금은 달라졌어요. 요즘은 절 돌봐주느라 남편이 시댁에 잘 가지도 않아요. 호호호."

이 이야기는 이분이 늘 입에 달고 계시는 레퍼토리였다. 그래서인지 표정은 늘 밝았고 자율신경 조절 훈련 프로그램도 열심히 잘 수련하고, 음식 치료 원칙도 철저히 지키면서 생활하였다. 암 상태는 한동안 좋아지다가 요즘은 나빠지지는 않지만 계속 그대로인 상태를 유지하고 있었다. 예정된 입원 기간을 마치고 퇴원을 앞둔 시점에서, 어느 날 나는 그분에게 이런 도전적인 질문을 해보았다.

"앞으로 암 완치가 되고 나서도 남편에게 내가 1순위인 게 계속 지속될 것 같은가요? 혹시 불안한 마음은 없으세요?"

"아, 예. 안 변할 거예요!"라고 단호하게 대답한다. 그런데 바로 다음 순간 "설마 내가 암이 다 나았다고 나를 소홀히 하고, 옛날로 돌아가겠어요?"라고 말하는 목소리에는 힘이 꽤 빠져있었다.

"아까보다 목소리가 훨씬 약해지셨네요?"

"음… 사실, 좀 불안하기는 해요. 워낙 목숨이 왔다 갔다 하는 암이니까 나한테 신경 쓰고 있지만, 만약 이 병이 사라지면 시어머니 호소에 남편이 또 마음이 흔들릴까 두렵긴 해요."

"그렇다면… 어떻게 되면 안심될 것 같으세요?"

"음. 여러 가지가 있지만 제일 큰 것은 어머니가 유산을 물려준다는 게 무기인 것 같아요. 시어머니가 늘 나 죽으면 이 많은 재산, 다 너희한테 줄 거라는 말을 하고 다니면서 온갖 보살핌을 다 챙겨 받으려 하거든요. 어떨 땐 차라리 재산이 없으면 깔끔할 것 같다는 생각도 해요. 그까짓 재산 없어도 맘 편하게 사는 게 중요하지, 뭐… 저도 나름 전문적인 기술이 있어 제가 같이 벌면 먹고 사는 정도야 걱정 없거든요."

"아, 그러시군요. 충분히 이해됩니다. 저는 다만 혹시 남편의 사랑을 뺏기지 않으려고 무의식이라는 녀석이 암을 유지하고 있지는 않나? 하고 엉뚱한 시나리오가 떠올라서요. 아무쪼록 퇴원 후에도 우리 배운 대로 의식, 무의식을 잘 알아차려서 건강 습관을 꾸준히 실천하시면 반드시 완치될 것입니다. 그럼 또 종종 연락해요"

1년 뒤 만난 그녀는 검사 결과를 가지고 와서 이제는 완전히 깨끗하다는 완전관해 판정을 받았다고 좋아했다. 그러면서 풀어놓은 이야기가 흥미로웠다.

"사실 원장님 걱정하신 대로 충분히 습관 되기 전에 퇴원하니 자율신경 조절훈련 수련도 게을리하고 그래서인지 더 나빠지기도 하는 등 검사 결과가 오르락내리락했어요. 그런데 그런 불안한 때에 시어머니가 나를 살려준 것 같아요. 저는 그렇게 반대했는데 시어머니가 자기 고집으로 거액의 땅 투자를 하다가 모두 날리고 말았어요. 그 많던 재산 다 없어지고 이젠 작은 집 한 채 달랑 남게 되어버렸어요. 그러면서 그렇게 기고만장하던 시어머니가 완전히 달라졌어요. 재산이 축나긴 했지만, 한편으로는 완전히 안심이다 싶더라고요. 이제 시어머니께 남편을 뺏길 일은 없을 거 같아서요. 그 후로 암 상태가 많이 좋아진 것 같아요. 얼마 전 완치 (완전관해) 판정받고 나서 원장님 말씀이 떠올라서 웃음이 나오더라고요. 호호호."

심신통합적으로 치료하다 보면, 이분 경우처럼 심리학에서 말하는 '이차적 이득(secondary gain)'을 얻기 위한 도구로 암이 발병했다고 해석되는 경우가 종종 있다.

암으로 가족이 하나로 뭉친다

이런 이차적인 이득과 관련한 상담 사례 중에는 뿔뿔이 흩어진 가족을 하나로 모으기 위해서 암에 걸렸다고 사례 개념화했던 심리적 분석도 있었다. 무의식은 내가 암에 걸림으로 인해서 분산되어 있던 가족을 하나의 구심점으로 모으겠다는 목표를 가질 수도 있다는 것이다.

이렇게 가족들이 한 환자의 암 발병을 애달파하며 걱정하고 힘들어하는 과정이 어떤 경우에서는 가족 전체를 하나로 모으는 데 도움될 때도 있다. 물론 모든 경우가 그런 것은 아니지만, 이 부분은 단순한 공식처럼 기계적으로 이야기하기가 참 어려운 부분이다. 섣부른 일반화를 하기는 조심스럽지만 병의 원인과 문제를 분석할 때 한 번쯤은 이 관점으로 관찰해 볼 필요가 있다.

"암에 걸렸다는 것만 빼면 요즘이 내 삶에서 가장 행복한 때인 것 같아요."

암 환자들 중에는 이렇게 말하는 환우들이 종종 있다. 온 가족이 와서 나에게 지대하게 관심 가져주고, 보살펴주고, 걱정해 주고, 뭐라도 챙겨주는 것이 너무 좋다는 것이다.

이 주제와 관련해 인상적으로 기억에 남는 72세 여성 환우가 떠오른다. 그녀의 자녀들은 형제자매 간의 관계가 오랫동안 소원했지만, 그녀의 병을 계기로 어떻게 도울 것인가가 중요한 과제가 되었다. 그 과정에서 자녀들 사이의 관계가 많이 화목해졌고, 그녀는 이를 더없이 기쁘게 여겼다.

"고통스럽게 빨리 죽지만 않는다면, 암에 걸린 요즘이 오히려 너무 좋아요. 하하하."

 이러한 반응을 보면, 그녀에게 가족 간의 화목함이 오랫동안 충족되지 않았던 '핵심 욕구'일 수 있다고 짐작할 수 있다. 가족이 이렇게 '관심'을 주는 요소가 절실히 필요했다면 결국 그 이면에 흐르는 진짜 욕구인 '관심'을 좀 더 깊게 찾는 것이 우선 필요하다.

 그리고 나서 그 핵심 욕구를 충분히 공감해 주고, 신체 심리학적 요소까지 동원해서 몸의 세포에까지 뭉친 응어리를 어루만져 주는 과정이 필요하다. 이렇게 몸과 마음을 통합적으로 보살필 때 온전한 치유가 더욱 앞당겨질 수 있다.

 이처럼 핵심 욕구를 찾아주고 충족시켜 주면, 더 이상 암을 유지할 필요가 없어지면서 무의식의 에너지가 자연스럽게 치유의 방향으

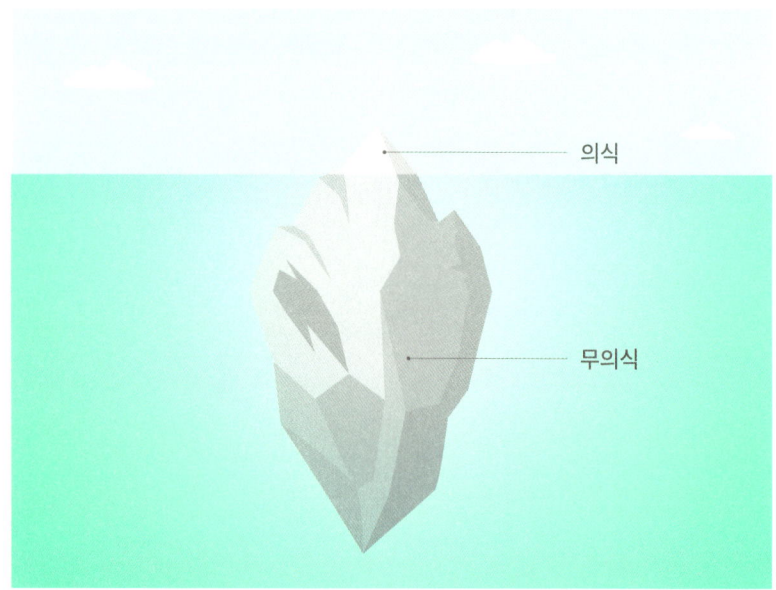

[그림 7] 의식과 무의식 에너지의 총량

로 흐르게 된다. 무의식 에너지는 눈에 잘 보이지 않고 선명하게 빨리 인식되기 어렵지만, 그 힘의 세기는 어마어마하다.

우리 인간이 가지고 있는 에너지 총량이 100이라면 이 무의식 에너지가 90 이상을 차지한다는 게 심리학에서 검증된 정설이다. 빙산 이론처럼 우리가 의식적으로 인지하는 부분은 10%에 불과하고 그 아래에 나머지 90%가 감춰져 있다는 점은 심리학의 이 개념을 설명하는 적절한 비유로 유명하다. 그래서 우리의 무의식을 잘 탐색하는 과정은 매우 중요하다는 것이 심신통합 치료의 기본 관점이다.

욕구(need)란 삶을 유지하는 필수불가결한 에너지다

핵심 욕구를 찾아 충족시켜 주어야 깊은 치유가 일어난다는 원리에 대해 조금 더 설명해 보겠다. 마샬 로젠버그는 그의 책 『비폭력 대화』에서 이렇게 설명한다. '욕구(need)'란 우리 삶에 필수불가결한 에너지이다. 우리의 모든 말과 행동은 어떤 욕구를 충족하기 위한 것이고 그 모든 욕구(need)는 아름답다. 또 욕구(need)가 무엇인지 잘 알아차리게 되면 그 욕구를 충족할 수단 방법이 많이 보이게 된다고 말한다. 한 가지 수단과 방법만이 전부라고 생각했을 때는 내가 이기면 상대가 지고, 내가 져야 상대가 이기는 전투로 느껴진다. 그런데 많은 수단 방법이 보이다 보니까, 그중에서 서로가 윈윈(win-win)할 수 있는 방안을 찾기 쉬워지므로 갈등을 잘 풀 수 있게 되는 것이다.

욕구(need)란 한 개인에게 있어서 삶의 의미이자 가치라고 볼 수 있다. 예를 들어 사랑, 존중, 이해, 배려, 자유, 평등, 스킨십, 소통, 유대감, 연결, 홀가분, 관심, 기여, 친밀감, 재미… 등등의 욕구는 생명을 유지하는데 필수불가결한 것이라고 보는 것이다. 다시 말해서 이런 욕구가 충족되지 않으면 우리는 생명을 유지하기가 힘들다는 의미이기도 하다. 정신적인 차원에 국한되지 않고, 생물학적으로도 생명 유지에 꼭 필요한 에너지라는 뜻이다. 즉, 생명을 유지하는 데 물질적인 영양분만이 전부가 아닐 수 있다는 이야기인데 이를 뒷받침하는 실험 결과가 있다.

2차 세계대전 당시, 전쟁 고아들이 많이 발생했다. 그때 잔인하지만 의미 있는 실험이 진행되었다. 한 그룹의 영아들에게는 우유를 주면서 '아유 예뻐라', '귀엽다'라는 말을 하면서 몸을 토닥거리거나 스킨십을 해주었고, 다른 그룹에는 똑같은 온도의 우유를 똑같은 양으로 주었지만 어떠한 친밀한 말이나 신체적 접촉도 하지 않았다. 그 결과, 스킨십을 받지 못한 그룹의 아이들이 영아사망률이 높았다는 결과가 나왔다. 이 영아들의 사망에 다른 차이는 아무것도 없었다. 오직 차이라면 '스킨십', '관심', '친밀감'의 있고 없음 뿐이었다.

이 실험을 보면 '친밀감'이나 '스킨십', '관심' 같은 욕구는 단순히 있으면 좋은 것이 아니라, 눈에 보이지 않지만 생명을 유지하는 데 필수불가결한 요소임을 알 수 있다. 그렇기에 인간이 이런 욕구를 꿈꾸고 바라는 것은 단순한 감정적 욕망이 아니라, 생존을 위한 본질적인 필요다. 바로 그 때문에 이러한 욕구는 중요하고, 의미 있으며, 아름답고, 가치 있는 것이라 표현할 수 있는 것이다. 그래서 우리의 모든 언행 밑에 있는 욕구의 파악은 생존과 건강을 유지하는 데 매우 중요하다. 여기서 '모든'이라는 단어에서 느껴지듯이 설사 폭력적이고, 황당하고 비합리적으로 보이는 언행일지라도, 그 이면에는 아름다운 욕구가 존재한다는 인식이 필요하다. 즉, 그 사람의 행동이 불합리해 보일지라도, 이는 단지 '자신의 욕구를 비극적으로 표현하고 있는 것'일 뿐이라는 관점으로 전환해서 바라보아야 한다. 그래야 해결의 실마리를 풀어낼 수 있기 때문이다.

습관 고치기의 어려움, 그 욕구를 공감해 주면 비로소 풀리기 시작한다

암 환우를 돌보는 보호자에게도 중요한 팁이 될 수 있는데 암 환우가 어떤 말과 행동을 하든지, 우선 그 사람의 언행 속에 담긴 욕구는 아름답다는 관점을 가지고 바라보자. 비록 그 욕구를 충족하려는 수단과 방법이 거칠고 비효율적이라도 말이다. '어떤 아름다운 욕구를 충족하려고 저렇게 거칠고 비극적이며 공격적인 방식으로 표현하는 거지?'라는 호기심과 애정 어린 시선으로 바라보는 것이 중요하다. 그 사람이 현명하게 표현하든, 비극적으로 표현하든, 그 다양한 표현 이면에는 충족되지 않은 욕구가 존재한다. 따라서, 어떤 욕구가 발견이 되면 그것이 충분히 가치 있다는 점을 우선 공감해 주자는 것이다.

자기 자신도 인식하지 못했던 무의식 속 욕구를 누군가가 인정해 줄 때, 암 환우의 몸에서는 깊은 호흡이 이루어지고, 마음에는 편안한 이완이 찾아온다. '이완된다'는 말은 우리 몸과 마음의 공간이 넓어지는 것이고, 긴장된다는 것은 우리 몸이 움츠러든다는 것이다.

몸과 마음이 이완되면 시야가 넓어지면서 욕구를 충족할 다양한 수단과 방법들이 더욱 명확하게 보인다. 그리고 이렇게 넓어진 선택지 속에서 다양한 수단과 방법을 통해 환우는 더욱 건강하고 긍정적인 대안적 방법을 선택할 수 있게 된다.

암에 좋지 않은 음식이 자꾸 먹고 싶다

예를 하나 들어보겠다. 많은 암 환우가 직면하게 되는 참 고통스러운 과제가 식탐이라고 할 수 있다. "암에 좋다는 음식이 뭔지 아는데, 암에 좋지 않다는 음식이 너무너무 입에 당기는 것은 도대체 어떻게 해야 할까요?" 그 까닭은 내 안에 그 음식과 연결된 중요한 욕구가 있기 때문이다. 예를 들면 이런 것이다. 암 환우들에게 설탕이 좋지 않다고 알고 있지만, 설탕이 듬뿍 담긴 아주 단 음식을 강렬히 먹고 싶다고 해보자. 이 사람의 무의식적 욕구는 '단 음식'이라는 수단을 통하여 이완하고 싶다, 즐거워지고 싶다, 편안함을 느끼고 싶다, 혹은 예전에 그 음식을 같이 먹었던 사람들과의 유대감과 활력을 느끼고 싶다는 것일 수 있다. 이러한 즐거움, 편안함, 활력 등의 욕구는 누구나 충족하고 싶어 하는 것들이다. 그래서 모든 욕구는 충분히 공감 가능하고 아름답다고 말할 수 있다. 다만 단 음식을 먹고 싶다는 욕구 자체는 아름답지만, 이것을 충족할 수 있는 수단과 방법은 바꿀 수 있다. 꼭 설탕이 잔뜩 발라진 그 음식이 아니고도 충족할 방법이 있을 텐데 그것에 익숙하지 않을 뿐인 것이다.

예를 들어서 몸과 마음을 느슨하게 이완하고 싶을 때 우리 몸에 건강한 다른 방법들도 찾을 수 있다. 하지만 이것이 잘 인식되지 않으면, 나도 모르게 그냥 오랫동안 익숙한 방법을 습관적으로 취하게 된다. 빨리 욕구 충족을 하고 싶은 마음에 즉시 입에 넣어 달콤함을 느끼게 만드는 그런 음식에 손이 가는 것이 나에게 무의식적으로 익숙한 방법일 뿐이다.

예를 하나 들어보자. 하루 종일 몸과 마음이 피곤해서 집에 도착하자마자 단 음식을 득달같이 먹어야지 하고 왔다. 그런데 도착해서 우선 샤워를 하고 부드러운 마사지를 받았다. 그랬더니 "웬걸? 이렇게 샤워와 마사지로 이완에 대한 욕구가 충족되고 나니 그렇게 급했던 단 음식에 대한 식탐이 가라앉았네!" 결국 최종 목적은 이완이었기 때문에 샤워나 마사지로 이완 욕구를 충족하고 나니 해로운 단 음식이 안 당기게 된 것이다. 그래서 핵심 욕구를 잘 알아차리는 공부가 필요하고, 그 다음에는 다양한 수단과 방법 중에서 건강한 방법을 취하면 스트레스 없이 모든 게 잘 풀리게 된다.

감정적 허기의 뿌리는 해결되지 않은 감정의 응어리

위의 사례처럼 우리가 식탐을 내어 음식을 먹는 이유를 살펴보면, 정작 배가 고파서일 경우는 의외로 적다. 실제로는 내 마음속에서 해결되지 못한 감정의 응어리로 인해 충족되지 못한 감정의 갈망인 경우가 많다. 즉 감정의 허기를 충족하려고 허겁지겁 먹는 경우가 대부분이다. 다른 방법보다 손쉽게 일시적으로나마 충족되는 듯한 느낌을 느끼고 싶어서 음식을 나도 모르게 무의식적으로 막 삼키는 것일 수 있다. 그러나 이는 감정적 허기감이 채워질 때까지 계속되는 악순환의 고리이다.

　모든 감정적 허기감을 달래기 위해서 음식으로만 해결하려는 삶의 방식은 반드시 바꿔야 한다. 이런 삶의 방식은 대사증후군이자 생활습관병인 암과 당뇨, 고지혈증 등의 핵심 원인 중 하나이다. 그래서 '암(癌)'이라는 한자의 내용을 쪼개서 분석해 보면 입(口)이 3개나 등장해서 밑에 산(山)처럼 쌓일 때 오는 질병이라는 해석을 하는데, 이는 속된 말로 '아귀처럼, 돼지처럼 어리석어서' 식탐이 큰 게 아니고, 나도 명확하게 인식하지 못하는 감정적 허기를 빨리 충족시키려는 무의식적 표현일 뿐인 것이다.

　심신 통합 치료의 장면에서는 이런 감정적 허기감이 어디에서 비롯되었는지 알 수 있게 해준다. 또한, 그 허전함을 채울 수 있도록 공감과 지지를 받도록 해주거나 본격적 심리 작업까지 해서 근원의 문제를 해결할 수 있게 된다. 이렇게 시간이 좀 더 걸리더라도 근본적인 방법을 찾게 되면 몸은 건강을 회복하고 심리적으로는 더 깊은 만족감을 얻게 된다.

　최근 암 환우가 계속 증가하는 것도 이런 이완과 느긋함이 부족한 사회 분위기도 큰 영향을 미치는 것 같다. 깊은 호흡을 통하여 속도에 대한 느긋함이 생기는 것이 필요하다. 더불어 숲 전체를 보는 이완과 여유를 갖게 되는 것이 중요하다. 특히 국소성 질환이 아니고 전체성 질환인 암은 이렇게 숲 전체를 보지 못하면 늘 내성이 생길 수밖에 없게 된다. 나는 이 사회가 속도를 조금만 줄여도 전 국민의 의료비용이 절반 이상 줄어든다고 확신한다. "중요한 것은 방향이지, 속도가 아니다."

술, 담배 못 끊는 극단적인 암 환우에게도 작동하는 방법

암 환우 중에 가끔 술을 못 끊는 극단적인(?) 분들이 있다. 이것도 음식 욕구와 같은 맥락으로 이해해야 할 부분이다. 끊지 못하는 의지를 탓하기보다는 근원적인 욕구를 이해하면 그 욕구를 충족하는 다른 방법을 많이 발견할 수 있게 된다는 원리대로 풀어가 보시기를 바란다.

"아니 지금 이 상황에서 술을 마시다니! 미쳤어요. 정말! 당신 그래서 암이 낫겠어요!"라고 꾸짖어서 정신을 바짝 차리게 하는 방식이 의외로 효과적이지 못하다. 오히려 이렇게 생각해 보자. 먼저, 술을 마시는 행동 그 이면에 담겨있는 욕구가 뭔지를 공감해 주고 이해해 줘야 효율적인 치유가 가능하다고 말이다.

세포가 원하지 않지만 입에서 당기는 것도 익숙함에 길들어 버린 것이다. 습관이 되어 버린 것이고, 중독이 되어버린 것이다. 우리는 익숙해진 것을 자연스럽다고 착각하기 쉽다. '익숙하다'는 것이 내가 중독되어서 익숙한 건지, 내 본성에 맞아서 자연스러운 건지 착각하는 수가 있다. 이런 알아차림이 중요하기 때문에 인도의 성자 간디는 "우리 인간은 익숙한 것과 자연스러움을 구분할 줄 알아야 한다."라고 설파한 것이리라.

머리로는 '끊어야지' 하고 충분히 이해해도 잘 안되는 일이 있다. 이를 잘 끊으려면 첫째, 몸의 이완이 중요하다. 그리고 호흡이 아래로 깊게 내려가는 게 중요하다. 더불어 중독성이 생긴 분들은 단순한 의지만으로 치료하겠다는 생각을 좀 내려놓을 필요가 있다. 결국, 술을 마시는 그 행위에 담겨있는 표면 말고 이면의 욕구가 뭔지를 우선 공감해 주고 이해해 줘야 한다.

술을 마시는 이유는 무엇일까? 언제부터, 왜, 그리고 술은 주로 누구와 어떤 자리에서 마시는지 돌아본다. 술자리에서 나누는 이야기들과 술자리에 함께하는 사람들을 떠올려 본다. 나의 내면에서 들려오는 응답의 소리를 귀담아 정리해 보자. 즐거움일 수도 있고, 활력일 수도 있고, 술자리에서 나누는 소통일 수도 있고, 마음껏 말해보는 용기일 수도 있다. 결국, 술을 마시는 것은 어떤 아름다운 욕구를 충족시키기 위한 것이다. 그러므로 가장 먼저 해야 할 일은 내가 술을 마시는 이유와 술을 통해 충족되는 욕구가 무엇인지 스스로 인식하는 것이다. 이 욕구를 정확히 이해하면, 그 욕구를 술이 아닌 다른 방식으로 충족할 가능성을 찾을 수 있다.

욕구를 깊이 만나면 수용적 상태가 될 수 있다

건강에 적신호가 왔는데도 음주 습관을 못 끊을 때 '이 사람이 술을 마심으로써 궁극적으로 얻고자 하는 아름다운 욕구가 뭘까?' 만약 '술을 먹었을 때 용기가 난다는 점'이 좋아서 술 끊기가 어려웠다는 걸 찾았다면, 우선 '용기'라는 아름다운 욕구에 공감해 주는 것으로부터 출발하자는 것이다. "그럼요, 용기~~ 살아가면서 너무나 필요하고 중요하죠."라고 공감부터 해주면 어떻게 될 것 같은가?

스스로 의식하지 못한 채 무의식적으로 마셨던 술에 대한 욕구에 공감해 주고 인정해 주면, 그럴 때 상대는 굉장히 이완하게 된다. "그래, 맞아. 그랬지. 듣고 보니 내가 그것 때문에 그랬네." 나도 잘 몰랐던 속마음을 남이 알아줄 때, 우리는 감동하고 또 이완된다. 그러면서 스트레스가 풀리고, 스트레스가 풀리면 술이나 담배가 덜 당기게 되어있다.

스트레스를 많이 받으면 술이 당기고, 한잔하면서 풀고 싶어진다. 하지만 잘 자고 아침에 개운하게 일어나자마자 술이 당기지 않는다. 오히려 몸이 찌뿌듯하고 답답하거나, 뭔가 위축될 때 술이 떠오른다는 사실을 떠올려 보면 술을 찾는 이유가 더 명확해진다.

그동안 느끼지 못했던 자신의 핵심 욕구를 이완된 상태에서 스스로 자각하면, 드디어 용기라는 욕구를 충족하는 다른 건강한 방법과 수단들이 차분히 보이기 시작한다. 그리고 이러한 새로운 방법으로 충분히 욕구를 충족하고 나면, 굳이 술을 통해 이를 해결할 필요가 없어진다. 술은 단지 익숙한 수단이었을 뿐, 본질적으로 내가 원했던 것은 그 너머에 있는 감정과 경험이었다는 사실을 깨닫게 된다.

저절로 안 당기게 되는 것이 가장 중요한 치료법이다. '술 먹으면 몸이 나빠지니까, 이 악물고 참아야지' 하고 강인한 의지를 내는 방식은 어느 단계까지는 약간의 효과가 있지만, 반드시 근본적으로 함께 해야 할 것이 있다. 술 마심으로써 얻는 아름다운 욕구를 공감해 주고 인정해 주면서 이완시켜야 한다. 그래야 다른 건강한 방법이 보이고, 그 방법을 받아들이게 된다.

담배도 마찬가지이다. 담배를 피우는 이유를 보자. 대개 생각이 너무 많다 보니까 복잡한 생각을 정리하여 홀가분해지고 싶을 때 주로 피우게 된다. 홀가분해지고 싶고, 조용하고 고요해지고 싶다면 꼭 담배 이외에도 여러 방법이 있는데 그것을 잘 모르고 익숙하지 않은 것이다. "모르겠어, 그냥 담배가 당겨!" 이렇게만 생각하는 것이다. 혼자 이런 과정을 해내기가 어렵다고 느껴진다면, 전문가의 코칭 또는 상담을 받으면 도움받을 수 있다. '고요해지고 싶다'는 욕구는 나쁜 것이 아니다. 아름다운 것이다. 인간 누구도 포기할 수 없는 욕구이고, 그걸 포기할 필요도 없다. 다만 그 욕구를 충족시킬 수 있는 담배가 아닌 다른 방법은 어떤 게 있을지 찾아봐야 한다.

그 모든 걸 무시하고 담배를 피우지 말라고만 하면 생각만큼 잘 안된다. 왜냐하면, 황당하게도 무의식 차원에서는 '고요함'이란 욕구조차 가지지 말라는 말로 들리기 때문이다. 그러니 수용적으로 받아들일 수가 없어 계속 담배를 피우게 되는 것이다.

이런 접근이 심신 통합적인 암 치료에서의 문제 해결 방식이다. 이 방식은 술 담배 같은 극단적인 경우에도 작동하는 방식이어서 암 치유 중 겪는 다른 갈등과 애로사항을 풀 때에도 당연히 효과적인 방식임을 임상에서 많이 확인한다.

사례 ❸
식도암 70대 남성

소통 못 하는 완고함을 소리로 풀다

　식도암의 예후가 안 좋아서 병원에서 할 수 있는 치료를 다 해보았지만 더 이상 해줄 게 없다고 해서 찾아오셨던 70대의 식도암 4기 환우 사례다.

　주 호소는 소화가 안 되고, 숨이 잘 안 쉬어지고, 잠도 안 오고, 그로 인해서 생활하는데 고통스럽다는 것이었다. 이분의 요구는 '가슴이 답답하지 않고 소화가 좀 되었으면 좋겠다'였다.
　사관학교 출신의 전직 군인이어서 아주 다부지고 쩌렁쩌렁한 목소리에 자세가 단호했다. 하지만 성격이 완고하고 융통성이 부족해서, 자기 의향과 다르면 말을 듣다가도 중간에 말을 자르곤 했다. 내가 치료법을 설명하는 과정에도 중간에 "아, 그건 안 되고!", "그만!" 하는 식으로 반응하시니 해 볼 수 있는 치료법이 국한될 수밖에 없었다. 그래서 그나마 시도할 수 있었던 것이 '소리 치유'였다.
　'내 안의 의사 만나기' 프로그램 중에 감정을 소리로 풀어내는 소리 치유 부분이 있다. 우리의 감정은 오장육부와 연결된다는 것이 한의학의 원리이다. 간은 분노, 폐는 슬픔, 콩팥은 두려움, 비장과 위장은 불안, 심장은 기쁨이라는 감정을 주관한다는 개념이다.

이런 고유한 감정을 주관하는 각각의 오장육부에 해당하는 고유 주파수가 있고, 이에 잘 공명하는 소리도 있다. 우리가 힘들면 나도 모르게 끙하고 신음을 뱉기도 하고, 울부짖는 소리, 슬픈 소리 등이 저절로 나오기도 하는 것이 다 이유가 있다고 본다. 나의 어떤 장부의 막힘을 풀어내려고 그에 맞는 소리의 파동이 저절로 나오는 것이다. 문제가 되는 기혈의 흐름을 회복하려는 '내 안의 의사'의 작동이라고 볼 수 있다.

다만 그 소리에 대해 고정관념을 내려놓고 남 눈치 보지 않고 저절로 나올 수 있도록 허락해 주기만 하면 내 몸이 보강하고 싶고, 막힌 곳을 뚫기에 적절한 공명 주파수 소리를 내게 되어있다. 그러니까 거침없이 내면으로부터 나오는 소리를 쏟아내는 것은 '내 안의 의사'가 잘 작동하게 하는 방법이 된다.

이 내용을 설명하고 함께 소리를 쏟아 내 보기를 권했다. 내가 안내하는 대로 따라서 몇 번 해 보시더니 속이 매우 시원해진다고 했다. 약 30분 정도 마음속에서 흘러나오는 대로 마음껏 다양한 소리를 내시더니 호흡도 시원해지고, 속에 막혔던 것이 내려간다며 트림까지 하셨다.

찔러도 피 한 방울 나오지 않을 것 같던, 감정에 전혀 흔들리지 않을 것 같던 그분이 그렇게 한참 소리 치유를 반복하는 동안 목소리가 떨리고 눈시울이 붉어졌다. 그 후로 이분은 이 소리 치유만 꾸준하게 내원해서 3달에 걸쳐 열두 번 정도 받았는데 소화도 잘되고, 통변도 잘되고 몸이 아주 좋아졌다고 만족스러워했다. 며느리의 말에 의하면 집에서도 컨디션이 안 좋으면 방문을 잠그고 소리 치유를 혼자 하신다고 했다. 그 후 이 환우는 상태가 크게 호전되어 암에 대한 표준치료를 다시 이어 나갈 수 있게 되었다.

이 사례처럼 침이나 약을 하나도 쓰지 않고 감정 에너지의 흐름을 심신 통합적으로 소통시켜 주는 것만으로도 병원에서 포기했던 암 환자의 증상이 확연히 호전되는 것을 자주 확인할 수 있다.

여러 가지 감정을 풀어낼 수 있는 몸의 소리가 있다

앞서 언급했듯이 한의학에서는 오행(五行) 개념을 통해 우리 몸의 각 장부가 특정한 감정을 담당한다고 본다. 뿐만 아니라, 각 장부에는 이에 대응하는 색깔, 위치, 파장, 음악의 소리 등 다양한 요소들이 연결되어 있다.

'내 안의 의사 만나기' 프로그램에서는 우리의 감정과 만나고 그 맺힌 감정의 응어리를 풀기 위해 선택한 효율적인 방법 중 하나를 '소리'로 본다. 소리는 일종의 '파동'의 형태라 볼 수 있고, 우리 몸을 구성하는 성분 중 70% 이상이 물이어서 우리 몸은 파동에 매우 효율적으로 반응한다고 본다. 간의 분노 감정에 해당하는 주파수의 고유한 파동이 있고, 폐의 슬픔 감정을 담당하는 파동이 따로 있다는 것이다.

그리고 그 파동의 고유 주파수를 소리로 맞출 때 각 장부가 공명(共鳴) 또는 조율(tuning)한다는 것이 동양의학의 원리이다. 예를 들면 소리 중 우리민족 고유의 수련법으로 알려진 영가무도(詠歌舞蹈)에서는 '아'는 폐와 잘 공명하고 '어'는 간과 잘 공명하고, '음'

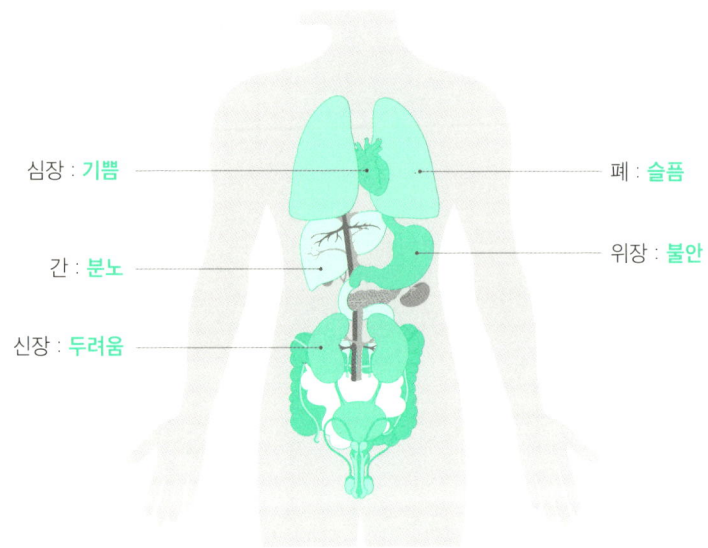

[그림 8] 우리 몸 기관의 파동과 감정

은 비장과 공명하고. '우'는 콩팥, '이'는 심장에 공명한다는 원리가 있다.

생명력을 근본적으로 기르는 퇴계 선생의 유명한 양생법(養生法)에 육자결(六字訣) 호흡법도 있는데 큰 범주에서는 같은 원리로 보면 된다.

암은 국소성 질환이 아니고 전체성 질환이어서 전체를 아우르는 치료가 반드시 기본 토대가 되어야 한다. 특히 재발 전이암의 치료를 위해서는 더더욱 필수적이다. 그런데 이런 소리파동이 전체성을 갖는 특성이 있기 때문에 암 치료법에서 중요성은 더 커진다.

'내 안의 의사'가 적절한 소리를 처방해 준다

의사로서 한의학적으로 진맥을 하고, 문진을 통해 증상을 들어본 다음에 환자에게 이렇게 말해줄 수도 있다. "암을 비롯한 모든 질병은 음양오행의 다섯 가지 균형이 흐트러진 것입니다. 제가 진단해 보니 당신은 폐와 신장의 에너지가 좀 부족하니 폐의 소리 '아'를 38% 하시고, 신장의 소리인 '우'를 23% 하세요."

이렇게 알려줄 수도 있을 것이다. 그런데 그렇게 한번 소리를 내고 나면 장부의 기능이 약간 조정이 되면서 필요로 하는 소리 비율이 좀 바뀔 것이다. 그러면 어떻게 하는 게 좋을 것인가? 몸 상태는 매 순간 변한다. 그러기 때문에 의사인 내가 매번 어떻게 하라고 알려주는 것보다 각자 자신의 흐름대로 소리를 내는 것이 자기 안에 있는 '우주 최강의 의사'를 계속 만날 수 있어서 제일 좋다.

다만 여기에 걸림돌이 하나 있다. "이 소리는 아름다운 소리인데 저 소리는 좀 저급한 소리 아닐까? 남들이 뭐라 그러겠어, 소리내기 창피한데…"라는 고정관념이다. 그런 식으로 외부의 눈치를 보다 보면 '내 안의 의사'가 제대로 발현이 안 될 수 있다. 이 점을 명심할 필요가 있다.

고정관념과 편견으로 판단하는 생각이 '내 안의 의사' 발현을 막는 걸림돌이 된다는 뜻이다. 만약 '그 어떤 소리도 다 괜찮고 의미 있다'라는 편견 없는 관점을 가질 수만 있다면 최고 명의라는 화타, 편작을 능가하는 우주 최강의 의사를 당신 안에서 만날 수 있다. 나도 모르게 나는 소리, 바로 이것으로부터 깊은 치유가 가능해진다.

그래서 각 장부의 소리, '아·이·우·어·음'은 오히려 잊어버릴 필요가 있다. 핵심은 내 안에서 저절로 나오는 소리를 그대로 허락하는 것이다. 그래서 그것을 만나는 것이다. 먼저 '아·이·우·어·음'을 우리 몸의 각 장부와 하나씩 연결한 이유는 소리에 대한 이치를 이해하여 동기부여를 하려는 것일 뿐이다. 라이트 프로그램에서 이 소리 치유 세션이 끝나고 어떤 남자분은 두 가지를 느꼈다고 말한다.

"첫째는 내가 마음대로 소리를 내 보니 나도 모르게 제 아들이 짜증 내며 칭얼거리는 소리와 비슷한 소리를 내가 내고 있더라고요. 내 안에 이렇게 칭얼거리고 떼 부리고 싶은 애가 있나 봐요. 둘째는 제 아들이 그렇게 떼 부릴 때 버릇을 잡는다고 혼내곤 했는데 지금부터라도 아들이 왜 그러는지 찬찬히 들어봐야겠어요. 안 그러면 그 녀석도 성인이 되어서 지금 나처럼 이러고 있겠구나 싶습니다. 하하하"

매우 일리 있는 말이다. 심리학에선 우리 내면에는 아직 어른이 되지 못한 '아이'가 있다고 본다. 우리 안에는 삶 속에서 특히 어린 시절에 무엇인가를 충분히 받고 싶었는데 받지 못해서 마음이 아픈 그 '아이'가 웅크리고 있다고 보는 것이다. 몸은 성인이지만 마음 안에 충족되지 못한 상처를 안고 웅크리고 있는 아이 때의 핵심 욕구가 있다고 보고 이를 '내면 아이(inner child)'라고 부른다.

이 내면 아이를 성인이 되어서라도 잘 만나주면 상처받고 웅크리고 있던 그 아이가 치유된다. 그리고 그 결과 '놀라운 아이(wonderful child)'가 되어서 자신만의 창조성을 발휘하는 근원 에너지가 된다는 치료법이 있는데 통칭 '내면 아이 치료'라고 부른다.

나는 가족상담전문가로서 이런 내면 아이 치료를 자주 하다 보니, '언어'보다는 '소리'가 더 깊은 효과를 낸다는 걸 임상에서 자주 확인하게 된다. 상처와 결핍을 경험했던 그 아이들의 어린 시절에는 깊은 욕구 표현을 하는 수단이 '언어'보다는 '소리'였을 거라는 걸 떠올리면 소리 치유의 효과가 더 큰 이유가 선명해졌다. 문명의 관점에서는 언어가 가장 훌륭한 수단이라고 할 수 있지만, 생명의 관점에서는 언어는 표면적인 수단이고 오히려 소리와 움직임이 더 깊은 심층적 수단이 되는 것이다.

그래서 우리 병원에서 시행하고 있는 '소리 치유'의 장면을 밖에서 지나가다가 처음 듣고서 깜짝 놀라는 환우들도 가끔 있다. 오랜 세월 주로 언어라는 수단으로 많은 것을 표현해 온 것이 습관이 되었기 때문에 낯설게 느껴질 수 있다. 다 성장한 성인들이 어린아이들이나 내는 소리를 내고 있을 때 이상하게 느껴지면서 이 병원이 괴상한 신흥 종교 같은 의식을 하는 곳이 아닌가 긴장했다고 한다. 나중에 본 프로그램에 대해 충분한 설명을 듣고 직접 체험해 본 후에야 오해가 풀렸다고 이야기하는 경우가 가끔 있다. 이렇게 우리가 종종 효과를 몸으로, 체험으로 느끼기 전에 미리 머릿속 생각으로 판단하거나 평가해 버릴 수 있는데, 이런 선입견이 오히려 깊은 치유에 큰 걸림돌이 된다는 것도 알 필요가 있다.

사례 ④
폐암 70대 남성

어린 시절 받지 못했던 사랑과 보살핌

폐암 4기로, 뼈까지 암이 전이 되어 척추 수술을 한 70대 남성으로 직업이 목사였던 분의 심신 통합 치료 사례다.

허리를 움직이기가 힘들었고, 걷는 것도 어려워 보조기에 의지했다. 그분의 첫인상은 냉정해 보였으며, 주변 사람들과 이야기하는 것을 귀찮아하고 무뚝뚝한 모습이었다. 이분은 어려서 강원도 산골에서 화전민으로 힘들고 가난하게 살았다. 아버지는 경제적으로 무능력했고, 이분은 그 집의 장남이었다. 아버지는 심지어 동네 사람들한테 돈을 꾸고는 잘 갚지 않고 다녔다. 그로 인해 그는 듣고 싶지 않은 말들을 듣고, 피하고 싶은 상황과 자주 맞닥뜨려야 했다. 새벽부터 거칠게 집 문을 두드리는 소리에 눈을 떠 문을 열어보면, 빚 받으러 온 사람들의 아우성이 들려온다. "사기꾼아! 내 돈 빨리 내놔!" 그 소리가 너무나 고통스럽고 창피했다. 어머니는 광주리장사를 포함하여 안 해본 일 없이 힘겹게 4남매를 키웠다. 그렇게 형편이 어려웠던 집이라 이분은 어려서부터 집에서 용돈을 받아본 적이 단 한 번도 없었다.

오히려 이분의 어린 시절 기억에는 장남으로서 집안 살림에 보탬이 되어야 한다는 책임감으로 나뭇짐을 지고 읍내에 가서 팔았고, 토끼를 키워서 시장에 내다 팔며 온 가족이 하루 한 끼라도 먹을 수 있도록 그렇게 일했던 기억 밖에는 없었다.

어머니는 늘 이 상황이 힘들었기 때문에 동생 중에 누가 징징거리는 소리라도 조금 낼라치면 탁 단호하게 잘라버리고 표정이 항상 비장했다. 어떻게 하면 이 식구들을 굶겨 죽이지 않을까 하는 긴장에 찌들어서 감정의 동요를 조금이라도 허용하지 않았던 어머니였던 것 같다고 회상했다.

어머니 입장에서는 어쩔 수 없이 짊어지게 된 이 무거운 책임감 속에서 자신의 감정을 차단하지 않으면 감정적으로 무너질까 봐, 그래서 이 생때같은 아이들을 굶겨 죽일까 봐 두려워서 나온 불가피한 선택이었을 수 있다.

이 목사님은 보통 가정에서 부모의 보호와 사랑을 받는 어린 시절이라면 마땅히 체험했어야 할 동심의 세계를 박탈당했던 분이다. 누군가가 무조건적으로 오롯이 나만을 바라보고, 돌봐주고, 관심 가져준 세월이 거의 없었다. 아니 이분의 기억 속에는 완전히 전무했었다. 오히려 정반대로 가족을 위해서 힘든 일을 하며 돈을 벌어 보태면서 힘들어도 힘들다는 소리도 못 했던 어린 시절을 겪었다.

그리고 나중에 성장해서 돈 없어도 갈 수 있는 학교가 있다는 이웃의 권유로 다행히 좋은 조건으로 신학대학까지 갈 수 있었고 목사가 되었다. 목사가 되어서는 목사로서 보람과 사명으로 목회 활동을 성실히 해왔고, 남들은 한번 하기도 쉽지 않은 개척교회를 세 번이나 만들었다고 한다. 하나님의 사업을 하는 것이어서 소명으로 한다고 열심히 했지만 경제적으로는 늘 어려움이 많았다. 이 어려움 속에서 늘 기도하며 마음을 다져 왔지만, 때론 좋은 일을 하는데도 사람들이 그것을 알아주지 않는 것이 인간적으로는 쓸쓸하고, 외롭고, 서글픈 적이 많았다고 했다.

치료 과정 중에 우리 병원 심신통합 전문상담사가 이 분과의 지속적 만남을 통해 이분의 일거수일투족에 따뜻한 관심을 갖고 지켜봐 주고, 이분의 말을 충분히 경청하면서 공감해 주는 정서적 보살핌을 정성껏 했다. 그러면서 마음의 문을 열고 힘들었던 어린 시절 이야기도 나누기 시작했고, 암이라는 병이 걸리고 나서의 경과와 앞으로의 계획에 대해서도 들어보았다.

요양병원에 한두 달 더 있고, 다음에는 산골에 집을 짓고 계신 90대이신 어머니한테 가서 돌봄을 받고 싶다고 한다. 90대 노모는 자식들이 아무리 같이 살자고 졸라도 자식들과 살면 답답하다면서 홀로 강원도 산골에서 지내신다고 했다. 아마 자기가 4기 암이라고 하지 않으면 노모는 같이 지내며 보살펴주지 않으실 분이라는 말을 흘려 얘기했지만, 그 말이 계속 가슴 아프게 들렸다. 그리고 이런 생각이 문득 떠올랐다.

아무 긴장 없이 천진한 어린아이가 되어 어머니의 무조건적 보살핌을 온전히 받고 싶은 그 내면 아이가 이 분의 암을 불러내지는 않았을까? 이 암을 통해서 엄마의 따뜻한 보살핌 속에 있고 싶다는 이차적 이득을 원한 건 아닐까? 마음이 계속 찡하게 느껴졌다.

이분의 어린 시절 배경을 듣고 나서 시작된 여러 심신 통합적인 치유 작업 이후, 치료 경과는 매우 이례적으로 좋았다. 처음 보았을 때는 뼈까지 전이된 폐암 4기였고 척추 수술로 보조기 없이는 걷기도 어려웠던 상태였다. 좋아진 원인을 분석해 본다면 우선 꾸준히 자율신경 조절 수련도 했고, 심신통합 코칭도 했고, 풍욕도 했다. 운동도 실내에서라도 매일 꾸준히 한 점을 들 수 있겠다.

그리고 무엇보다 큰 요인은 신앙의 힘으로 삶과 죽음에 대해서 내어 맡김과 수용성의 마음이 커서 두려움과 초조함이 여느 환우들과 달리 적었다는 점일 것이다. 이렇게 영적인 에너지를 제대로 발현할 수 있다는 것은 매우 큰 치유 자원임에 틀림없다. 다만 여기에 인간의 가장 기본적인 심리적 욕구인 내면 아이에 대한 치유가 곁들여지는 것이 또 하나의 중요한 치유의 축이 된다는 것이 심신 통합적 분석이다.

평생 개인적인 관심과 보살핌을 받아본 적이 없고, 오히려 교인들을 보살피기만 했던 그분이 암을 통해 드러낸 무의식의 메시지에는 아마도 '어린 시절부터 간절했으나 입 밖으로 표현조차도 할 수 없었던 관심과 보살핌을 받고 싶다는 핵심 욕구'의 발현이 있었을 것이다. 그 내면 아이가 동심 속에서 보살핌을 받고 싶었던 욕구가 진정성 있는 상담사와의 교감을 통해서 어느 정도 충족되었던 것이다. 그러자 이분에게서 장난꾸러기 사내아이의 미소가 보이기 시작하고 농담도 자주 하시게 되었다.

그즈음에 그분이 입원해 있는 병원을 내가 퇴직하게 되면서 헤어졌는데, 그 후에도 연락은 서로 주고받고 있었다. 그런데 얼마 전 검사에 의하면 뼈에 전이된 암은 모두 없어졌고, 폐암도 굉장히 상태가 좋다고 대학병원 의사가 놀라워했다는 말을 들었다.

암 치료에 보호자가 함께 참여하면 최상이다

　가족은 일반적으로 가장 친밀하면서 가장 허물없는 감정의 공동체이다. 물론 우리 주변에는 그렇지 않은 가족이 있는 것도 사실이다. 하지만 이 사례처럼 암 발생의 요인이 가족으로부터 비롯되었을 수 있지만, 근본적인 치료 또한 그 가족 안에서 큰 도움을 받을 수 있는 경우도 있다.

　그래서 나는 암 치유를 하기 위해 병원에 입원한 환우들의 가족들도 심신통합 치료 프로그램에 함께 참여할 것을 적극적으로 권하고는 한다. 임상에서 종종 겪는 사례들이 있어서 그렇다. 어떤 암 환우가 적절한 음식 치료와 운동, 그리고 양·한방 통합 치료를 열심히 병행해 면역수치를 크게 높이는 등 매우 희망적인 성과를 내고 있었다. 그런데 어느 날 가족이 면회를 와 크게 싸운 후 면역 수치가 갑자기 나빠지고 온몸에 암세포가 번지는 경우를 때때로 보게 된다. 이것이 무엇을 의미하는가?

　사랑과 관심을 바탕으로 암 치료 과정을 버텨낼 수 있도록 지지해 주는 가족과의 안정된 관계가 암 치료에 매우 중요하다는 얘기이다. 가족과의 관계가 흔들리고 위태로우면, 현재 암 치료 경과는 괜찮더라도 향후 예후가 늘 불안한 상태로 있을 때가 많다. 더욱 굳건한 가족관계를 위해서 서로 소통하고 공감할 수 있도록 심신통합 치료 프로그램에 가족들도 함께 참여하는 것이 좋다.

　무엇보다 암 환우를 가까이 돌보면서 의사결정에 도움을 주는 보호자의 역할이 매우 중요하다. 일차적으로는 환우를 간병하면서 부딪치게 될 경우, 의사소통의 오해를 풀 필요가 있다. 보호자도 간병하면서 서운하고 마음에 상처를 입는 경우가 의외로 많다. 따라서 내 마음을 왜곡 없이 잘 표현하면서도 환우에게도 도움이 되는 의사소통의 방법을 배우면 아주 좋다. 암 환우의 심리적 특성을 이해하면 보다 더 깊게 보살필 수 있게 된다. 그러면 서로가 편하면서도 따뜻한 사랑으로 연결되는 관계가 될 수 있다.

우리 병원에서 유방암 3기를 잘 치유해서 지금은 7년째 건강한 상태로 잘 지내고 계신 분을 병원에 초대한 적이 있다. 이 분이 걸어왔던 그동안의 치유 과정을 입원한 암 환우들과 간담회로서 나누는 시간이었다. 이채롭게도 이 분은 본인이 암 진단을 받기 전에 시아버님의 폐암 치유 과정에서 보호자로 돕는 역할을 한 경험이 있었다. 그리고 바로 이어서 본인의 암 치유 과정을 겪은 것이다. 그런데 본인의 암 치유 과정보다는 시아버님 암 치유에서 보호자 역할 하기가 더 힘들었다고 말한 부분이 인상적이었다. 돕는다고 나름 애를 쓰지만 암 환우의 심리를 잘 모르고, 의사소통을 오해 없이 잘 전달하는 법에 익숙치 않다보니 많이 힘들었다는 것이다. 그래서 보호자도 의사소통법을 공부하면 상호간에 모두 도움이 많이 된다. 워크숍에 참여할 상황이 어렵다면, 마셜 로젠버그의 『비폭력 대화』라는 책을 꼭 읽어보시길 추천한다.

그리고 보호자는 환우로 인해 자신의 삶을 희생한다고 생각하는 경우가 가끔 있는데 사실 이 부분은 관점의 전환이 필요하다. 가족 치료의 깊은 원리를 이해하고 체험하고 나면, 보호자 자신의 삶에서도 치유와 성장이 일어나기 때문이다. 가족은 이렇게 눈에는 안 보이지만 끈끈하게 상호 연결된 하나의 큰 시스템처럼 함께 움직이기 때문이다.

외로움이 만들어낸 폐의 병

이 목사님 사례에서 암이 자리 잡은 곳은 폐였다. 한의학의 경락 이론을 심신 의학적으로 보면, 경락은 기혈이 흐르는 통로이기도 하지만 정서가 흐르는 통로로도 본다. 폐 경락은 슬픔이라는 정서를 담당한다. 그런데 홀로 있을 수밖에 없는 외롭고, 슬프고, 쓸쓸한 상황에서도 '외로움'이라는 감정을 제대로 이해하고 활용하는 힘이 생기게 되면, 이 감정이 자신감으로 갈 수 있는 경락이기도 하다.

통상적으로 임상에서 폐암 환우들을 살펴보면 슬픔, 쓸쓸함, 외로움을 지나치게 많이 느꼈거나 깊은 슬픔에 대한 안타까움이 오랫동안 마음속에 머물러 있을 때가 많았다. 그 응어리를 충분히 만나주고 흘려보내지 못하면 폐에 병이 오는 것을 자주 확인할 수 있었다.

우리가 잘 아는 코미디언 이주일 씨의 폐암 원인에 대해서도 흡연 말고도 많이 회자하는 사실이 있는데 나는 이에 충분히 공감한다. 귀하디 귀한 7대 독자 아들이 미국에서 유학 중 교통사고로 사망한 일로 이주일 씨는 깊은 슬픔이 늘 있었다고 한다. 그 정서가 폐의 경락에 상처를 지속적으로 만들었던 게 이주일 씨의 폐암에 심신 의학적 원인으로 작용했을 것이라는 추측은 매우 신빙성이 있다고 본다. 이런 깊은 슬픔과 외로움은 심리 작업을 통해 흘려보내야 한다. 깊은 공감과 충분한 애도 작업을 통해 흘려보내고 나면, 슬픔은 우리를 더 이상 해치지 않고 교훈만 남게 된다.

사례 ⑤
자궁암 40대 여성

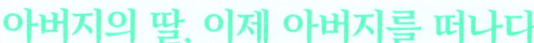

아버지의 딸, 이제 아버지를 떠나다

골반과 간까지 전이된 자궁암 4기 40대 여성의 사례다.

이 분은 결혼을 하고 딸을 하나 낳았지만 얼마 되지 않아서 이혼했다. 딸아이의 양육권을 남편에게 주는 과정에서 이상하게 딸아이에게 냉담한 자기 모습을 보면서 '내가 정말 모성이 있는 엄마가 맞나?'라고 생각했었다고 한다. 이혼 후 딸과 남편은 같이 살고 있고 본인만 혼자 떨어져 살게 되었다. 그 무렵 친정아버지가 사업 실패 후 홀로 편의점을 운영하고 있었다. 이분은 매일 밤 편의점에 가서 아버지를 주무시게 해야 한다며 야간 일을 자신이 도맡아 했다. 그 일을 밤을 새우면서 놓지 않고 하는 것을 보면서 주변 사람들은 '중증 암 환자가 지금, 이 상황에서 그게 중요하냐'고 나무랐지만, 그녀는 들은 체도 안 했다.

어려서부터 아버지는 '얘는 누구보다 자랑스러운 딸이다'라면서 그녀를 끔찍하게 사랑하고 예뻐하셨다고 한다. 그래서 아버지 일이라면 자신도 모르게 그렇게 몸이 가는 것 같다고 말한다. 그러다 보니 자연스럽게 암의 상태는 점점 나빠져만 갔다. 심신통합 치료 과정에서 결혼 생활 이야기를 더 듣게 되었다.

　결혼 이후 남편은 아내가 자기한테 애정을 안 주며 소홀하고 친정에만 신경 쓴다고 자주 불평했다고 한다. 그러다 보니 맨날 다툼이 많았다고 한다. 그 상황에서 친정아버지가 지인에게 꿔준 돈을 못 받으면서 자금 압박으로 사업이 힘들어지게 되었다. 이때 친정아버지의 사업을 복구하기 위해서 자기가 직접 해결사 노릇을 자청하였다. 매일 빚을 받으러 채무자 집에 가서 고래고래 소리도 지르고 며칠이고 버티곤 하는 일도 떠맡았다. 그리고 그런 시간이 잦아졌다. 본인의 남편과 딸을 보살피는 것은 일단 관심 밖일 수밖에 없었다. 집에 돌아와도 기진맥진 들어오니 가족들은 불만이 쌓여갔다. 결국 이혼으로 가정은 깨졌다.

　이분의 심신통합 치료는 '가족 세우기'라는 프로그램으로 진행했다. 가족 안에서의 무의식적인 '얽힘'을 풀어내기 위해서 활용하는 심리 치료 기법이, '가족 세우기'라는 방법이다. 가톨릭 신부였던 독일의 버트 헬링거(Bert Hellinger) 박사에 의해 시작된 매우 독특한 방법이다. 앞에서 언급했듯이 가족은 끈끈하게 상호 연결되어 있는 하나의 큰 시스템이다. '가족 세우기'에서는 이런 시스템 속에서 가족 간에 어떤 무의식적인 얽힘이 있는지를 통찰하기 위해서 대리인을 잘 활용해서 가족 사이에 흐르는 움직임을 관찰하고 해석한다. 이런 움직임을 해석하기 위해서 필요한 몇 가지 중요한 법칙이 있다. '가족 세우기'라는 기법에서 나타나는 움직임은 종종 심오하고 놀라운 통찰을 주는 경우가 많은데 이를 크게 세 가지 법칙으로 정리할 수 있다. 가족 체계 안에 존재하는 '사랑의 질서'가 있는데, 첫 번째가 서열의 법칙이고, 두 번째가 주고받음의 균형 법칙이며, 세 번째가 소속의 법칙이다. 더 자세한 설명이 필요하거나, 깊은 관심이 생긴다면, 『가족 세우기(버트 헬링거의 놀라운 심리치료법)』라는 책에서 도움받으시길 바란다.

이 기법에서 중요하게 생각하는 법칙이 바로 가족 안에 흐르는 사랑의 법칙이다. 사랑의 물줄기는 높은 곳에서 낮은 곳으로 자연스럽게 흐를 수 있어야 무의식적 얽힘이 풀린다는 원리이다. 우리 속담에서 찾아본다면 바로 '내리사랑'의 개념이다. 윗사람인 부모가 아랫사람인 자녀를 사랑할 수는 있어도, 반대로 자식이 부모를, 부모가 사랑하는 만큼 생각하기는 어렵다는 뜻이다. "내리사랑은 있어도 치사랑은 없다"는 우리 속담도 맥락을 같이 한다.

그런데 가족 세우기 치료 원리로 보면 이 속담 해석의 깊이는 사뭇 달라진다. 우리 주변의 일들을 관찰해 보니, 결국 내리사랑의 방향은 있어도 반대 방향은 흔하지 않더라는 식의 관찰 정도를 넘어선다. 사랑이 흐르는 이 방향성이야말로 사랑의 무의식적 얽힘을 푸는 법칙이 된다는 뜻이다. 그리고 이 방향성을 거슬러서 반대 방향으로 가게 되는 것을 '눈먼 사랑'으로 표현하며 고통이 대물림되는 원인으로 본다. 그리고 이 얽힘을 풀기 위한 중요한 '치유의 문장'들이 있는데 그중 하나가 바로 아래 문장이다.

> "부모님은 크고, 나는 작습니다. 부모님은 주시고, 나는 그저 받습니다. 부모님에게 일어난 일은 부모님을 존중하여 부모님에게 맡기고, 저는 그저 부모님의 사랑을 받고 부모님을 떠나 저의 길을 힘차게 가겠습니다. 부디 제 앞길을 축복해 주세요"

이 사례자의 경우 아버지와의 무의식적 얽힘을 풀어내기 위해서 가족 세우기 방식대로 서로 눈을 마주 보고 치유의 문장을 소리내어 말하라고 하였다. 아버지 역할은 대리인을 세우고 딸의 역할은 본인을 세웠다. "아버지는 크고, 나는 작습니다. 아버지는 주시고, 나는 그저 받습니다." 이 말을 따라 해보라고 이끌어주었는데 그 말하기를 너무 힘겨워하며 겨우 했다. 그다음 문장인 "저는 아버지가 주신 사랑을 받고 이제 아버지를 떠나 제 길을 가렵니다. 아버지 부디 저의 앞길을 축복해 주세요."를 말해보라고 요청하자, '아버지를 떠나'라는 대목에서 목이 메어서 눈물을 그야말로 홍수처럼 흘렸다. 그러면서 그 말을 너무너무 힘들어하며 결국 못했다. '아버지를 떠나'라는 말을 못 하는 상황을 보고 가족 세우기에서 사용하는 '힘을 주는 기법들'을 활용했는데 그 도움을 받고서야 비로소 목이 메어 울먹이면서도 결국 그 말을 하게 되었다.

　가정을 이룬다는 것은 성경책에 나오는 문구를 인용하자면 '부모를 떠나서 배우자와 연합하는 일'이다. 그것은 부모와 심리적으로 하나인 채 융합되어 버린 미숙한 관계를 정리해야 한다는 뜻이다. 그리고 '나'라는 개별적 존재로 분리되면서 공간적으로 떠날 뿐만 아니라 심리적으로도 떠나야 한다는 것을 말한다. 하지만 결혼해서 가정을 이룬 뒤에도 계속 '아버지의 딸'로 머물고 있으니, 남편과 깊은 관계를 맺기가 어려워진 것이다. 남편 입장에서 이 여자의 정서적 배우자는 내가 아니고 친정아버지구나 하는 것을 직감으로 느끼게 했고, 당연히 갈등의 요소가 된 것이다. 이렇게 아버지를 안쓰러워 하며 돌보는 모습이 일견 아름다운 효도의 모습으로 보일 수도 있겠으나 이런 사랑을 '눈먼 사랑'이라고 표현한다. 사랑의 물

줄기에는 신성한 질서가 있는데 그 질서를 거스르는 방향이라는 것이다. 부모는 사랑을 주고 자식은 그저 감사히 받고, 그 사랑은 또 자신의 자녀에게 흐르게 하여야 한다는 것이 바로 순리에 맞는 '사랑의 질서'라고 본다. 이 사례자의 경우는 아버지의 서열을 존중하지 않고 아버지를 자식 대하듯이 돌보는 대상으로 보았다. 이것은 가족 간의 무의식적 얽힘을 악화시키고 결국 그 다음 세대까지 대물림하는 부작용도 낳게 된다. 그 부모가 좋은 일이든 나쁜 일이든 어떤 일을 하였든 간에 윗사람으로서의 서열을 존중하지 않고서는 자녀는 온전히 정서적으로 독립할 수 없다는 뜻이다.

이렇게 격렬한 가족 세우기 작업이 끝나고 나서 그분에게 소감을 물어보았다. "신기하네요! 이제야 그동안 내가 살아온 삶에 대해 객관적으로 보이는 것 같아요. 정말 생각지도 못했던 이해가 생기면서 그동안 있었던 많은 일이 선명하게 정리되네요. 처음으로 남편에게 미안하다는 생각도 들고, 딸도 보고 싶어집니다."

이 세션을 계기로 이분의 자궁암은 악화 방향에서 점점 좋아지는 방향으로 빠르게 호전되었다. '아버지의 딸'이란 상태에 계속 머물고 싶었던 이분은 아직 따로 자신의 가정을 이룰 준비가 안 되었던 것이었다. 그러니 남편과의 삶이 기쁘지 않고 갈등이 심화되면서 자녀에게도 온전한 사랑을 주기 어려웠다.

자궁의 신체 심리학적 상징

이 사례자에게 생긴 암의 위치는 자궁이었다. 미국 심신 의학협

회 회장을 역임한 크리스티안 노스럽은 그의 저서 『여성의 몸, 여성의 지혜』에서 자궁은 신체 심리학적으로 '생명', '창조성', '기쁨'을 상징한다고 본다. 여기에서 기쁨이라는 것은 생명, 창조, 성(性)에 대한 기쁨 모두를 포함한다고 할 수 있다. 그런데 이분은 생명을 잉태하는 것이 얼마나 위대한 창조인지에 대한 기쁨을 느끼지 못했고, 아이를 키울 준비가 내면적으로 이루어지지 않은 상태였다. 그런 상황에서 얼마 지나지 않아 이혼하고 홀로 지내기까지 했으니 더욱 생명과 기쁨을 상징하는 자궁이 쓸모 없어졌다고 느껴졌을 수도 있다. 그렇게 생명에 대한 사랑과 창조성, 기쁨이 없는 에너지 파동 속에서 지내다 보니 자궁의 기능이 필요 없어져서 자연스럽게 자궁암이 생긴 것이라고 보는 것이다.

암세포 발생은 부모를 떠나지 못하는 심리적 융합단계와 같다

위에서 '가정을 이룬다는 것은 부모를 떠나 배우자와 연합하는 것'이라는 성경책의 문구를 인용했었다. 그런데 이런 원리가 암세포가 생기는 과정과 아주 비슷하다는 점이 흥미로운 부분이다. 인간은 성장하면서 독립된 한 개체로서 자연스럽게 원가족을 떠나서 자기답게 분화(分化)해야 한다. 위 사례자는 정서적으로 원가족의 부모로부터 독립하지 못하고 지나치게 융합된 삶을 살았다. 그 결과, 현 가족의 해체도 겪고 결국 암까지 생겼다. 이는 단순한 우연으로 보기 어렵다.

앞에서도 언급했지만, 생물학적으로 인간의 생명 현상은 1개의 세포였던 수정란으로부터 37조 개의 세포로 분화 발달하는 과정이다. 이 세포 발달 단계의 과정을 생물학적으로는 배워왔지만, 이제 한 걸음 더 나아가 이 과정을 심신 통합적으로도 이해할 필요가 있다.

인간의 세포 발생을 공부할 때 반드시 알아두어야 할 두 가지 개념이 있다. 하나는 '분열 증식'이라는 용어이고, 또 하나는 '분화(分化)'라는 용어이다. 언뜻 보면 비슷한 개념처럼 보이지만 실제로는 큰 차이가 있다. '분열 증식'은 동일한 기능을 가진 세포 숫자를 빨리 늘리는 데 목적이 있다고 하면, '분화'는 각자 고유한 기능과 역할을 갖는 전문화된 세포가 되는 데 목적이 있다.

최초 1개의 세포였던 수정란이 초기 '배아세포' 상태에선 비슷한 기능을 갖는 세포 숫자를 그저 빨리 늘리는 분열 증식에 중점을 두다가, 어느 시점이 되면 3 배엽(외배엽/중배엽/내배엽)으로 나뉘면서 각 세포가 점차 자신의 역할을 갖게 되는 분화가 시작된다. 마치 우리네 학교 시스템에서 고등학교 때 이과/문과/예체능계로 나뉘듯이 말이다. 그렇게 분화가 시작되어서 더욱 세분된 분화가 계속 진행된다. 이과 중에서도 공대도 있고, 의대도 있고, 농대도 있듯이 말이다. 이후 더 세분된 분화를 계속하면서 마침내는 한 가지 고유한 역할을 갖는 직업인이 된다. 이 경우를 세포에선 '성체(成體) 세포'가 되었다고 표현한다.

누구나 비슷비슷하여 각자 어떤 전문성이 있는지 구분하기 어려운 어린아이 시절이 바로 배아 상태의 세포와 비슷하고, 한 가지 고유한 역할을 하는 최종 직업을 갖고 사회적으로 기능하는 성인이 되었을 때가 성체 세포와 같은 것이다. 그리고 이렇게 고유한

한 가지 역할을 담당하던 성체 세포가 어떤 이유로 세포 발생 초기 단계의 배아세포로 되돌아간 것이 바로 암세포인 것이다. 다시 말하면, 자신만의 고유성을 갖고 독립하여 성숙한 세포 단계에서, 아직 독립하지 못하고 융합된 미숙 상태의 세포로 되돌아간 것이 암세포라는 뜻이다. 이러한 현상을 심신 통합적인 관점에서도 이해할 수 있다. 부모를 떠나지 못하는 심리적 융합 상태의 에너지 파동은 암세포를 만드는 에너지 파동과 매우 유사하다는 점을 통찰할 수 있게 된다.

위 사례자의 경우에도 이 원리를 적용해 볼 수 있다. 아버지와 정서적으로 융합된 미숙한 상태가 오래되어 자궁암이 온 것이고, 이를 스스로 자각하면서부터 드디어 근본적인 암 치유가 시작되었다고 볼 수 있다. 상대인 암의 본질을 알고 나니까 악화 방향에서 빠르게 호전되는 올바른 방향으로 전환될 수 있었던 것이다.

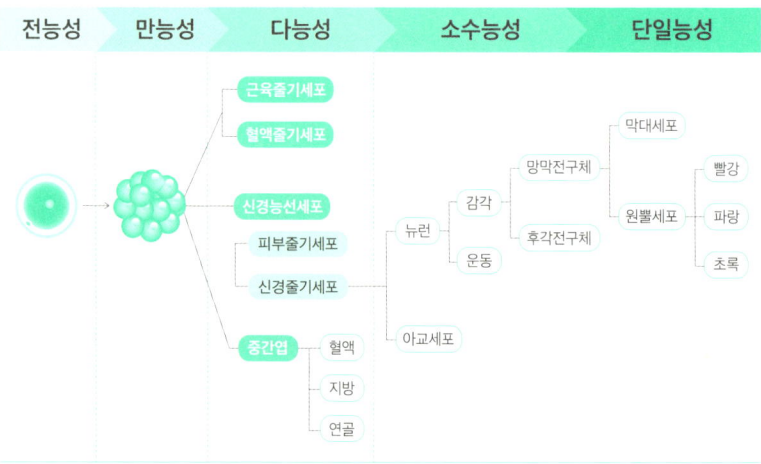

[그림 9] 세포분화과정

사례 ❻
자궁암 40대 여성

성(性)에 대한 비극적인 가정폭력의 목격자

자궁암 재발로 찾아온 40대 여성 환우 사례다.

이 사례자는 2년 전, 자궁암이 발병해서 수술과 항암 치료를 다 마쳤다. 그런데 수술 부위에 은근한 통증이 있고, 골반이나 허리도 늘 아팠다. 그 외에도 만성적인 안구충혈이 있었다. 다리 쪽으로는 항암 치료하기 전부터도 늘 힘이 가지 않으니 걷는 것은 고역이었다. 발은 늘 차가워서 여름에도 수면 양말을 신었다.

검사에서 자궁에 암 덩어리가 보이지 않는다고 하니 반가웠지만, 만성적인 통증이 계속 있기에 고통스러워했다. 유방에는 결절이 좀 보인다는 말을 들었으나 다행히 아직 걱정할 정도는 아니라고 했다. 암이 재발 전이가 되지 않도록 병의 뿌리, 근원을 찾기 위해 이분 삶의 스토리텔링을 들었다.

이분은 어려서 아버지가 중동에 기술자로 나가서 아주 가끔 집에 오시곤 했다. 꽤 많은 돈을 송금해 주셔서 경제적으론 아버지 덕에 편했지만 그런데 가끔 집에 오실 때마다 아버지는 엄마를 의처증처럼 의심하고 주먹까지 휘둘렀다. 아버지가 엄마를 때리고 욕하는 그런 모습을 보고 듣기가 너무나 고통스럽고 힘들었다. 자신의 반쪽인 아버지와 다른 반쪽인 어머니가 통합되지 못하고 분열되어서 싸운다는 것이 딸의 입장에서는 너무나 고통스럽고 늘 불안했다.

이렇게 나를 구성하는 남성성과 여성성의 상징인 아버지와 어머니가 분열되어 싸우면 자식의 생명 에너지는 그 에너지 파장에 따라 분열되어 갈 길을 잃게 된다. 그러면 당연히 심리학적으로 늘 불안하게 되어있다. 아버지가 늘 어머니를 때리며 하는 말의 내용은 이런 것이었다.

"너, 내가 없을 때 어디 가서 어떤 놈하고 붙어먹었냐. 그 짓이 그렇게 좋더냐? 분명히 했지?" 어머니가 아니라고 항변하면 아버지는 더 때렸다. 이런 장면을 어린 딸은 성장 과정 중에 계속 듣게 되었다.

조기 폐경된 자궁에 암이 자리 잡다

이분은 처음 봤을 때 외국인인가 싶을 만큼 남미 미인들처럼 피부가 까무잡잡했다. 볼에는 보조개가 있고, 살짝 난 덧니가 있는데 누가 봐도 매력 있게 생겼다. 본인의 미모가 뛰어나다는 것을 자신도 잘 알고 있었다.

그러다 보니 어려서부터 남자아이들이 와서 사귀자고 대시하는 경우가 꽤 많았는데 찬바람이 쌩 나게 거절했다. 대학교 때는 같은 동아리에서 활동하던 친한 남자애가 친구로 지낸 몇 년 후 어느 날

이성으로 좋아한다는 고백을 했는데, 이 말을 듣자마자 엄청나게 화를 내면서 그 남자아이의 뺨을 때리기까지 했단다.

그때 그녀의 그런 행동은 누가 봐도 어처구니가 없고 이상했다. 평상시에도 옷이며 머리 모양, 걸음걸이나 말투도 남자처럼 하고 다녔고 팔에는 남자들이나 할 것 같은 강한 문양의 문신도 했다. 누가 자신에게 '여성스럽다'라는 말을 하는 순간 그 사람과 단번에 절교해 버리거나 화를 내곤 했다. 그것이 이상하지 않았냐고 했더니 자신은 자신이 이상하다고 못 느꼈다고 했다.

그런 세월이 흐르고 흘러 그녀에게도 소위 말하는 혼기가 되었는데 차라리 잘 되었다 하고 그렇게 지겨운 집을 도망쳐 나올 명분으로 결혼했고, 자녀도 낳았다. 그러나 남편과 도저히 성격이 안 맞아 자주 싸우다가 작년에 먼저 이혼하자고 하고 갈라섰다고 한다. 39세에 조기폐경이 됐다. 부부의 성생활도 좋지 않았다고 한다.

성에 대한 왜곡된 관점

이분의 전체적인 진맥을 해보았을 때 조기 폐경이 될 생명력이 아니었다. 그런데도 조기 폐경이 되었다는 것은 매우 의미 있어 보였다. 그래서 심신 의학적으로 탐색해 보았다. 이분은 어렸을 때 아버지가 어머니에게 하는 폭언을 듣고 자랐다. 대부분이 성에 관한 내용이었다. 그러다 보니 여성이 성에 대해 설렘과 기쁨의 마음을 갖는다는 것은 손가락질받을 더러운 일이라는 판단 기준이 생겼다고 보았다.

성으로 인한 아버지의 폭력 행사를 바라보면서 여성으로서의 성은 너무나 무섭고 수치스러울 뿐 아니라, 주변 사람들까지 피곤하게 만드는 죄책감이 느껴지는 일이라는 관점이 생겼을 것이다. 그래서 여자로 보인다든가, 이성으로 사귀어 보자는 말을 듣는 순간 오물을 뒤집어쓴 것 같은 기분이 들었을 것이다.

조기폐경이 되었지만, 남편과의 성생활은 의무감에 어느 정도 했었다. 늘 아프기만 하고 오르가슴 같은 쾌감은 한 번도 느끼지 못했지만, 꾹 참고 성생활을 했다고 한다. 그런데 자궁암 수술을 하게 되니 그 후에는 단호하게 성생활을 거부했다. 성생활을 거부할 수 있는 명분을 무의식이 찾은 것일 수 있다고 짐작해 보았다. 이분은 진맥을 해보니 대부분 건강 상태가 무난한데 유독 신장 경락(腎經)이 막혀있고 기능이 떨어져 있었다.

하초로 향하는 에너지의 순행을 억압하다

한의학에서 신장(腎臟)이란 우리가 익히 알고 있는 소변을 거르는 기능과 더불어 생식 기능도 포함한다. 그리고 더 나아가 허리, 다리, 무릎의 기능까지 총괄하는 아랫도리 하초(下焦)의 대표적인 장부이다. 그런데 이분의 경우 하초 쪽으로 기혈이 흐르지 않았다. 그러다 보니 기운이 위로만 뜨게 되어서 만성적으로 눈이 피곤하고 충혈되고, 숨이 가쁘곤 했다. 아래쪽으로는 기운이 가지 않으니, 골반과 허리뿐 아니라 발이 당기는 듯 아프고, 저리고 차가워지는 증상이 생긴다.

나는 이분이 하초 쪽으로 기운과 혈액이 가지 못하는 증상을 보이는 것은 신체적인 이유보다는 심리적으로 스스로가 억압하고 있다고 판단했다. 그것은 자신의 성 에너지를 더럽고 부끄럽다고 느끼게 했던 사건으로부터 비롯된 트라우마였다. 그것이 또한 자궁암의 원인이 되었다고 보았다.

아무리 좋은 음식물을 먹더라도 소화 흡수가 안 되면 영양분이 되지 못한다. 그뿐만 아니라 흡수 안 된 만큼 노폐물이 쌓여서 부담이 된다. 심리치료도 마찬가지다. 그 사람이 소화 흡수가 될 만할 때 시작하기 위해 그 속도에 맞춰 기다려주었고, 자연스럽게 그분은 자신의 마음을 조금씩 더 열어갔다.

자궁에 대한 애도, 열린 마음의 빗장

침과 뜸을 할 때마다 심리적인 상황을 함께 살펴보았다. 꽤 많은 신뢰가 쌓였다고 판단되어서 자연스럽게 질문을 던져 받아들일 준비가 되었는지 확인해 보았다.

"○○님의 만성 요통, 지속적인 안구 충혈, 발이 차가운 증상들은요. 다소 엉뚱하게 들릴 수도 있지만, 자신의 여성성 에너지와 성적인 에너지를 인정하는 순간 많이 좋아질 겁니다. 제 이야기가 어떻게 들리세요?"

가볍게 던진 질문이었는데 의외로 웃음을 지으며 "아마 그럴 수 있을 것 같아요. 요즘 저도 묘하게 그런 생각이 들고 있었어요."라며 고개를 끄덕였다. 그리고 얼마 후 집단 상담 형식으로 진행되는 심리치료 프로그램인 '힐링서클(Healing Circle)워크숍'에 참여 의사를 밝혔다. 두렵긴 하지만 원장님 믿고 자신의 트라우마에 대하여 다뤄볼 용기를 내보겠다고 했다.

힐링서클 중에서 그분이 주인공이 되는 한 장(場)이 열렸고, 여러 참여자의 따뜻한 지지와 공감을 받으면서 자신이 속으로 응어리지게 묻어두었던 바윗돌들을 하나씩 녹이듯이 다 표현하며 풀어나갔다. 그리고 자기 자궁에 대하여 깊은 애도를 하는 미술치료 작업과 더불어 의식(儀式, ritual)과 같은 퍼포먼스를 구성원 모두와 함께 만들었다. 그 슬픔과 두려움 그리고 분노의 에너지를 예술의 형태로 승화해 풀어나가는 의식(儀式, ritual)에서 울고 웃으면서 모두 3시간의 창의적 작업으로 풀어냈다.

그 후 맥진의 상태가 많이 달라져서 기혈이 하초로까지 내려오게 되었는데 본인도 만성적 안구충혈이 없어지고 골반통과 요통이 90퍼센트는 없어졌다고 밝게 웃었다. 마음의 상태를 물었더니 아주 편해졌다고 했다.

"자신의 성 에너지를 인정해도 좋습니다. 당신의 잘못이 아니고 아버지로부터 받았던 상처로 인해서 나도 모르게 조건화(conditioning)되었고 트라우마가 되었을 가능성이 높습니다."

이 말을 듣는 순간, 늘 고통스러웠던 자신의 성 에너지에 대한 이해가 생겼다고 했다. 그러고는 이 오래된 숙제를 풀어볼 용기가 들면서 마음의 빗장이 열린 것이라고 했다. 오랜 세월 가슴속에 큰 응어리를 품고 살다가 심리 치유 작업을 통하여 그 돌덩어리가 풀어져 흘러간 것이다. '맞다 틀리다'의 판단 평가 없이, '깨끗하다 더럽다'의 분별 없이 여러 참여자의 진심 어린 공감을 받고서 크게 증상의 변화를 불러온 것을 보면서 암이 어디에서, 왜 왔는지를 다시 한번 이해하게 되었다.

그 후 무의식적 습관까지 만들기 위해서 '내 안의 의사 만나기' 프로그램을 계속 꾸준히 하였으며, 발병한 지 6년이 지나도록 전혀 재발이나 전이 소견 없이 잘 지내고 있다.

사례
위암 50대 여성

'내 탓'이라는 죄책감을 내려놓다

위암으로 고생하던 50대 여성 환우의 사례다.

이 여성은 얼굴이 유난히 하얗고 혈색이 좋지 않았다. 표정이 늘 어두웠는데, 수술 이후 식욕이 떨어지고, 기운도 없었으며, 계속 우울했다고 한다. 그리고 소화가 안 되어 고생이 많았다. 이분의 아버지는 한량 같은 분이셨다. 술과 노래를 좋아하셨지만, 누구에게 폐를 끼치는 분은 아니었다. 좋은 분이라는 평은 많이 들었으나 경제력이 없어서 가정을 이끌어가는 가장으로서는 매우 아쉬운 분이셨다.

어머니가 주로 살림을 챙기셨는데 이분이 중학교 때 어머니가 갑자기 병으로 돌아가시면서 고등학교 진학을 포기할 수밖에 없었다. 학교에서 성적이 늘 전교 5등 안에 들었던 실력이었는데 학업을 포기하게 되니 엄청 속상했다. 게다가 아버지는 많은 식구 다 먹여 살리기 힘드니 너라도 숟가락 하나 던다고 생각하고 일찍 시집을 가라고 했다. 시집은 감자 농사짓는 강원도의 가난한 집이었다. 준비도 못 한 채로 이른 나이에 가기 싫었던 시집을 가게 되었고,

남편은 착한 사람이었지만, 시집은 낯설고 친정보다도 더 가난해서 힘든 시집살이를 했다. 가끔 친정에 갈 때면, 왜 자신을 그런 곳에 시집보냈냐며 아버지에게 울면서 시댁으로 돌아가기 싫다고 떼를 썼다. 그럴 때마다, 아버지는 쓸쓸한 표정으로 같은 말을 반복했다.

"울지 마라, 울지 마라. 네 눈에 눈물이 나면 내 가슴은 피눈물이 흐르는 것 같다. 가슴이 찢어지는 것 같다."

그러나 이분은 아버지의 슬픔보다 자신의 현실이 너무 괴로우니 계속 징징대며 울었다. 이제 시댁으로 돌아가 봐야 하지 않겠냐고 해도 안 가고 며칠 더 버티다가 시댁에 가곤 했었다. 그렇게 그럭저럭 살았는데, 어느 날 갑자기 아버지가 돌아가셨다는 소식을 들었다. 그리곤 얼마 후 본인에게 위암이 찾아왔다.

우선 이분에겐 꿈 많던 어린 시절에 자신을 버리고 떠난 어머니에 대한 원망과 아쉬움도 있을 거라고 느꼈다. 물론 병으로 돌아가셨지만, 어린 시절의 무의식은 그 명분을 충분히 이해하지는 못한다.

집단 상담에서 어머니와 관련된 역할극을 하면서 하고 싶었던 얘기를 참지 말고 마음껏 펼치게 했다. "왜 나를 남겨두고 갔냐"고 한참 동안 통곡을 했다. 그러고 난 뒤 개운하다고 했다. 그다음 아버지에 대해서도 원망과 서운함이 있지 않겠냐고 했지만, 이분의 반응은 돌아가신 어머니를 대할 때와는 달리 표정이 냉정해지면서 아버지는 안 해도 되겠다고 했다. 아버지에 대한 원망도 있지만, 아버지도 그 상황에서 최선을 다했을 것이라는 것이었다.

나는 그분의 표현에서 뭔가 억압된 부분이 있다는 느낌을 받았다. 그래서 더 질문해 가면서 새롭게 알게 된 이야기가 있었는데,

그것은 아버지가 스스로 목숨을 끊으셨다는 사실이었다. 그 사연을 들으니 아버지에 대한 이분의 마음이 어떨지 짐작이 되면서 아까 보여주었던 반응이 이해되었다.

"혹시…. 본인이 친정에 와서 힘들다고 울고불고 징징대서 아버지가 너무 가슴 아파하셨는데 그것 때문에 스스로 목숨을 끊으신 게 아닌가 생각하시는 건 아닌가요? 아버지에 대한 원망도 있지만, 그런 죄책감 때문에 마냥 원망할 수만 없는, 그런 두 가지 생각이 있는 게 아닌가요?"

이런 물음을 받자, 그때부터 눈물을 줄줄 흘리면서 말없이 고개를 계속 끄덕이면서 소리를 죽여 가며 울었다. 그랬노라고… 그랬노라고… 그것이 계속 마음에 응어리로 있었고, 생각하면 늘 가슴에 돌덩이를 얹어놓은 것처럼 무거웠다고… 철없던 시절에 자기가 그렇게 징징대고 원망하는 말을 했던 게 아버지를 자살하게 한 것이 아닐까 하는 생각에 마음이 늘 무거웠노라고 얘기했다.

심리극을 해보기로 했다. 지금까지 죄책감 때문에 누구에게 말도 못 하고 마음속에 꾹 담아두었던 이야기를 충분히 표현하는 것만으로도 이분의 표정이 풀어지는 걸 볼 수 있었다. 그리고 역할극에서 아버지 역할을 맡은 분이 이렇게 말해주었다.

"그건 네 탓이 아니다. 답답했던 네 마음을 원망의 소리로라도 나한테 표현해 줘서 가슴이 아프기도 했지만 그나마 네가 후련했겠구나 싶었단다. 못난 아비가 너한테 조금이라도 역할을 한 것 같아 홀가분한 점도 있었고 그저 미안할 따름이었다."

아버지의 그 말을 들으며 이분은 눈을 동그랗게 뜨고 "정말? 정말?" 하며 되묻더니 이내 눈이 붉어지며 눈물을 주룩주룩 흘렸다.

마음의 죄책감, 특히 친족의 자살이 어쩌면 내 탓일지도 모른다는 생각이 들면 무의식은 스스로를 벌주게 된다. 그래야 정당하고 마땅하다고 생각하기 때문이다. 자신이 행복하게 사는 것은 인간의 탈을 쓰고는 도저히 그럴 수 없다는 것이, 무의식이 나도 모르게 안내해 주는 길이다.

'아버지를 자살하게 만든 딸년이 어떻게 얼굴을 활짝 펴면서 웃을 수 있어?' 항상 무의식이 이런 비난의 화살을 자기 자신에게 쏘고 있었기 때문에 이분의 웃음은 늘 길게 가지 않았고, 표정이 굳어 있었다. 침울하고, 불행해 보이는 표정이 늘 얼굴에 있었다. 역할극에서 아버지 역할을 하면서 아버지가 해주었던 말이 그분을 죄책감으로부터 편해지게 했다.

"이제 마음껏 네 삶을 살아라. 마음껏 행복하게 살아라. 아버지가 바라는 것은 오로지 네가 활짝 웃으면서 어디서나 걸림돌 없이 행복하게 사는 모습이란다." 그렇게 치유의 마당이 끝나고 나서 그 다음 날 그분을 만났다. 내가 보기에도 얼굴이 많이 밝아 보였다. 주변의 환우들도 이분의 얼굴을 보며 "아니, 얼굴에 뭘 발랐느냐, 얼굴이 갑자기 환해졌다, 예뻐졌다."고 여기저기서 이야기한다고 했다. 이 말을 전하는 그분의 표정이 계속 싱글벙글하기에 지금 기분이 어떠냐고 물었더니 왠지 모르지만, 괜히 웃음이 지어지고 굉장히 맘이 홀가분하다고 말했다.

우리 안에 있는 죄책감, 원망, 분노가 오래되어 응어리지면 암 발생의 원인이 되는 것을 또 한 번 느꼈던 사례였다. 이분은 이 치유를 기점으로 몇 년 동안 종종 연락하고 지내는데 발병한 지 8년이 넘는 시점까지 계속 건강하게 잘 지내신다고 한다.

위장의 신체 심리학적 특징

위장은 소화(消化) 기능을 담당하는 장기이다. 외부에서 들어온 음식이 몸속에서 원활하게 흡수될 수 있도록 전처리(前處理)하는 역할을 한다. 다시 말해, 음식을 잘게 쪼개어 피가 되고 살이 될 수 있도록 강한 산성의 위액을 이용해 아주 작은 단위로 갈아주는 믹서기 같은 역할을 한다. 그래서 동양의학에선 위장을 맷돌에 비유하기도 했다. 딱딱한 음식이든, 물렁한 음식이든, 고기든, 채소든 전부 다 받아들여 죽처럼 변화시키는 작용을 한다.

이 과정을 심신 의학적으로는 위장은 수용하고, 중화(中和)하고, 포용하는 기능과 연결되어 있다고 본다. 그래서 포용하고, 감정을 조화롭게 조절하며, 상황을 유연하게 받아들이는 마음가짐이 위장의 건강에 영향을 미친다고 판단한다. 음식에도 그러하고 인간관계에도 그러하다. 우리가 흔히 "나는 비위(脾胃)가 약해요"라는 말을 쓰는데, 여기서 비(脾)는 비장(脾臟)을, 위(胃)는 위장(胃臟)을 뜻한다. 비장과 위장의 기능이 약해지면 여러 가지 음식을 두루두루 잘 받아들이기 어렵다는 뜻도 되고, 여러 성격의 사람과 잘 섞여서 받아들이기 힘들다는 뜻이기도 하다. 또한, 옳고 그름을 지나치게 따지고, 이런저런 생각이 많아지는 특성도 생기게 된다.

이 환우의 경우, 아버지의 행동이 잘 받아들여지지 않아서 계속 불평해 왔다. 그러다 나중에 아버지의 자살로 죄책감과 불안한 생각 속에서 이번에는 자신을 받아들일 수 없어서 위암이 만들어졌다고 본다.

이런 위장의 이슈를 다스리는데 첫 번째로는 사지(四肢) 팔다리를 잘 움직이는 운동이 큰 도움이 된다. 아까 동양의학에서 위장을 맷돌에 비유했듯이 팔다리 사지를 맷돌의 손잡이에 비유한다. 그래서 사지를 잘 움직여주면 위장기능이 활성화된다. 그리고 둥글게 둥글게 포용하고, 모든 일을 그럴 수 있다고 받아들이는 마음의 훈련도 위장의 이슈를 해결하는데 큰 도움이 된다.

사례 ⑧
난소암 30대 여성

이렇게 젊은 나이에 3번씩이나 재발이라니

30대 난소암 재발 환우의 사례다.

'이렇게 젊은 나이에 3번씩이나 재발이라니…'
이런 식으론 끝이 안 나겠구나. 이제는 수술과 항암만이 아닌, 더 근본적인 원인을 찾아야겠다는 생각이 들었다고 한다.

우리는 코칭 대화로 시작했다. 이분은 직장에서 어떤 일이든 했다 하면 그야말로 똑소리 나게 잘한다는 평가를 늘 받아왔다고 한다. 퇴근 시간이 되었다고 일을 내일로 미루지 않았다. 끝나지 않은 일은 늦게라도 남아 마무리하는 게 습관이 되어있었다.

"열 남자 직원 부럽지 않다"라는 부서장의 칭찬은 자주 듣는 피드백이었다. 그런데 이렇게 일 잘하는 직원으로 잘 생활하지만, 자기도 모르게 신경이 날카로워지고 오기가 솟는 경우가 있었다.

"여자분들은 먼저 퇴근하시고, 남자들이 남은 일을 정리하도록 합시다"라는 동료나 상사의 말을 들을 때이다. 이 말을 듣자마자, '왜 여자는 먼저 가야 하지? 여자를 뭔가 부족한 존재로 보는 것 아니야?'라고 생각되며 은근히 신경질이 났다.

"에이 무슨 말이에요! 같이 할 거예요. 그렇게 남녀 차별하지 마세요!"하고는 늦게까지 남자와 같이 일을 하는 투철함을 발휘하곤 했다. 이런 스타일 때문에 동료 남자 직원들로부터 인정을 받기도 했지만, 동료 여직원들과는 가끔 부딪히기도 했다.

"아이, 여자들은 아무래도 엄마 손길을 찾는 아이들도 있는데…, 남자 직원들이 이렇게 배려해 주니, 고맙게 인사하고 집에 먼저 가면 안 되나요? ○○씨가 그렇게 정색하면서 말하니, 먼저 가면서도 많이 찜찜해져요."

"여자들이 이런 마음으로 일을 하니까 남자들에게 무시당하는 거예요. 직장생활을 하려면 여성도 집안일은 일단 뒤로 두고, 남자와 똑같이 일해서 진급도 남자와 같은 기간에 해내야 하지 않겠어요? 나도 여자지만, 이럴 땐 여자분들이 참 답답해요."

결국 동료 여직원 중 서로 불편해지는 관계가 하나둘 생기기 시작했다. 이런 상황뿐만 아니라, 회식 후 2차 술자리 후에도 "여성분들 먼저 가시고 남자끼리 3차 갑시다." 할 때도 꼭 참여했다. 3차 술자리에서 더욱 긴밀한 친밀감도 생기기 때문에 회식뿐 아니라 술자리도 업무의 연장이라고 생각되었다. 또 남자끼리 고급 정보들을 그런 곳에서 교류하게 되니 여자라고 결코 빠지면 안 된다는 생각도 들었다.

이렇게 열심히 일하며 늦게 귀가하는 날이 많다 보니 몸은 지치고, 집에서 남편과의 충돌도 많아졌다. 이분은 이분대로 남편이 야속했다. 직장에서 인정받으며 성공하려는 아내의 이런 상황을 잘 이해하고 공감해 주지 못하는 남편이 못마땅했고, 남편과의 반복되는 이런 충돌이 싫어서 이제는 집에 와서도 또 하나의 일터처럼 의지를 내어 집안일도 이를 악물고 잘 해내기로 했다. 그러는 중에 갑자기 극심한 복통이 생겨서 병원에 갔더니 난소암이라고 한 것이다. 다행히 3대 표준치료 덕으로 급성 증상이 해결되고 암도 이젠 안 보이게 되었다. 짧은 몸조리 후 다시 복직하게 되었는데 얼마 후 또 재발, 그리고 세 번째 재발까지… 이제는 뭔가 다른 방향을 찾아야만 했다. 이때 나는 이분에게 난소의 의미를 질문하였다.

"난소는 나에게 어떤 의미일까요?"

"저는 원래 의학적인 것에 관심이 별로 없었는데, 여기저기 검색해 보면서 알게 되었어요. 난소는 한참 암이 진행될 때까지 증상이 잘 안 생겨 조기 발견이 어렵고, 재발도 잘 된다더라고요."

"예. 맞습니다. 그런 생물학적인 내용도 의미 있습니다. 그 정보에서 한 단계 더 나아가 심신 의학적인 관점의 확장을 위해서 다른 방법으로도 질문해볼게요. 난소는 남성에게도 있을까요?"

"아니죠, 여성에게만 있지요."

"여성에게만 있다면, 여성만의 독특한 특성과 연결되어 있겠지요. 남성과 다른 여성만의 독특함은 무엇이라고 생각하시나요?"

이렇게 심신 통합적인 코칭 대화[2]를 시작했다. 나는 코칭의 철학대로, 환우 스스로 자신만의 답을 찾아갈 수 있도록 안내자 역할을 했다. 이 환우는 여러 번의 코칭 대화를 통해 자신에게 찾아온 난소암의 원인을 발견하고는 눈물을 흘렸다. 이 악물고 과로해 왔던 자기 자신에 대한 공감과 애도의 시간도 충분히 가졌다. 그리고 이제

---

[2]. 사례로 제시된 코칭 대화들은 모두 개별적으로 다르기 때문에 구체적인 부분은 생략한다. 각자의 무한한 가능성에 따라, 고유한 창조성에 따라, 답을 찾아가야 할 것이다. 다만 근간이 되는 원리는 이 글 뒷부분에서 참고하기 바란다.

새롭게 이해한 방향으로, 희망차게 치유 여정을 가보기로 했다. 머리로 밝은 방향을 아는 것뿐만 아니라, 가슴속에 응어리도 풀고, 습관에 도달할 때까지 3단계 치유과정을 이제는 즐거운 마음으로 가보겠다고 밝게 웃었다. 예전처럼 뭐에 씐 듯 이를 악물고 살지 않겠다면서 이완된 표정으로 이야기했다.

이렇게 치유 여정을 시작한 지 이제 3년 반이 지났다. 계속 혈액 검사나 CT 결과도 다 잘 유지하고 있다. 예전에도 이런 적이 있었지만, 이번은 예전과 기본조건이 완전 다르다고 말한다. 예전에도 검사상 오랫동안 문제없던 적은 있었지만, 직장에서 일하는 방식이나 남편과의 불편한 관계는 변하지 않았었는데, 이번에는 완전히 달라졌다고 한다. 일할 때 웬만하면 즐거운 마음으로 무리하지 않으면서 완급조절을 하는 자기 자신을 볼 때 뿌듯하다고 한다. 그리고 무엇보다 남편과의 관계 개선은 실로 기적 같다고 표현한다. 이제야 남편의 고마움이 깊게 느껴지고 신혼 때보다 훨씬 행복하게 지내고 있다고 한다. 암의 본질이 생활습관병이라는데, 이번에는 암 덩어리가 안 보이는 것이 치료의 증거가 아니고, 내 생활습관이 바뀐 것이 치료의 증거가 되어서 예전과 다르게 기쁘다고 한다. 그리고 자신감이 생겼다고 한다.

난소의 심신 의학적 의미

여성에게만 있는 기관인 유방과 자궁, 난소 중에서 난소는 가장 깊은 곳에 위치하고 있다. 그 위치의 상징처럼, 난소는 여성성의 가장 깊은 근원을 의미한다. 여성만이 생명을 자신의 몸 안에 잉태할 수 있다. 여성만이 자신의 호흡과 자신의 피로써 새로운 생명을 먹이고 길러낼 수 있다. 그리고 이런 모성의 위대함은 '받아들임'에서 시작된다. 생물학적으로 새로운 생명이 깃드는 시작은, 내 유전자가 아닌 남성의 정자를 받아들이고 감싸주는 수용성에서 생명이 유지된다는 뜻이다. 만약 그렇지 않다면 이질적인 유전자인 정자는 내 몸 면역 작용에 의해 죽임을 당하게 되어있다. 이 세상의 모든 생명은 이 위대한 '수용성(受容性)'으로부터 출발한다. 그래서 노자는 '현빈곡신(玄牝谷神)'이라는 문구로 여성의 깊은 자궁을 신(神)에 비유한 것이다. 이 깊은 자궁의 의미가 바로 난소의 기능과 연결된다. 그래서 나는 만물의 시작을 '위대한 수동성(受動性)'이라고까지 표현한다. 지금 우리 사회는 수동성, 받아들임, 수용성보다는 능동성, 적극성, 돌파성이 우월하다는 남성 위주의 가치 기준을 편향되게 강요하고 있다.

난소에 문제가 생기는 이유도 여기에서 비롯된다고 본다. 여성이 남성 위주의 가치로 서로 경쟁하며 공평해지려고 하는 노력을 지나치게 하다 보면 난소는 점차 쓸모없어지게 된다. 그러면 당연히 난소의 기능은 무너지게 되는 것이다. 여성성의 고유한 가치에 대하여 자부심을 가질 때 난소의 문제는 근본적으로 해결이 된다.

미국의 심신 의학 의학회 회장이자 산부인과 전문의인 크리스티안 노스럽(Christian Northrub) 박사는 그녀의 저서 『여성의 몸, 여성의 지혜』에서 이렇게 말한다. '여성 질병은 여성성이 부정되는, 남성 중심의 중독된 사회구조가 만들어낸 산물이다.' 그리고 진정한 치유를 위해서는 여성의 몸이 보내는 지혜로운 내면 신호에 귀

기울여야 한다고 강조한다. 책 내용 중 난소에 대한 언급을 참고해 보자.

> 난소에서의 문제는 바깥세상에 대한 두려움과 불안감 때문에 여성이 자신의 가장 내면적인 창조적 지혜를 돌보지 못하는 경우 발생할 수 있다. 외부의 압력에 의해 자신이 통제받고 있다거나 비난받고 있다고 느낄 때 역시 마찬가지이다. 바깥세상으로부터 작용하는 경제적, 물리적 위협도 난소에 영향을 끼친다. 특히 여성 스스로가 이러한 위협을 극복할 수 없다고 믿는다면 더욱 그러하다.
> 난소의 문제는 외부에서 부과되는 것이다. 따라서 복수심이나 원한, 갈망은 자궁이 아니라 난소에 영향을 끼치게 된다. 여성이 자신의 감정적인 욕구는 제쳐놓고 남성의 권위와 승인을 갈망할 때 난소암과 같은 문제가 발생할 수 있다.

그동안 나는 위 사례자 이외에도 많은 난소암 환우들에게서 살아온 이야기를 듣게 되었다. 특히 일을 대하는 성향에 대해 "어쩜 저랑 그렇게 똑같아요?"라며 놀라워하는 피드백을 열이면 열 명 모두에게 들었던 점이 매우 인상적이었다.

"아, 이렇게 몸은 단순한 살덩어리가 아니구나. 모든 세포가 알아차리고 반응하는 놀라운 존재구나!"라는 깨달음을 다시금 확인하게 되었다. 특히 암과 같은 깊고 복잡한 질환에서는 신체심리학적 통찰이 꼭 통합되어 치유되어야 한다는 사명감이 더욱 단단해지게 되었다.

습관이란 밧줄과 같다.
처음에는 실처럼 가늘었지만
행동을 반복하면 그것은 밧줄처럼 굵어진다.

그런 의미에서 우리는
날마다 습관이란 밧줄을
튼튼하게 하고 있는 셈이다.

그것을 만들어가는 것은
다름 아닌 바로 내 자신이다.

처음엔 내가 습관을 만들고
나중엔 습관이 나를 만든다.

재발 전이암, 다스리려면 운동장을 넓게 써야 한다

의지력 vs 환경과 루틴

동네 축구와 전문가들의 축구 시합의 큰 차이는 운동장을 넓게 활용하느냐 아니냐이다. 이 내용이 재발암, 전이암 치료에도 그대로 적용이 된다. 그렇다면 우리 생명의 운동장은 어떻게 구성되어 있을까? 우리 몸 안에는 고체도 있고, 액체도 있고, 기체도 있듯이 우리 존재는 상태(state)가 다른 3가지 영역, 즉 머리와 가슴과 배의 영역이 있다고 표현한다.

먼저 간단한 개념만 정의해 보자면, 생각을 담당하는 머리 영역, 느낌을 담당하는 가슴 영역, 그리고 무의식을 담당하는 배의 영역이 있다. 우리 인간의 생명은 잘 보이는 표면부터 잘 안 보이는 깊은 속까지 서로 신호를 주고받으며 37조 개의 세포가 긴밀하게 네트워크를 이루고 있다. 선명한 의식과 생각의 신호를 담당하는 머리 영역과, 머리만큼 선명하진 않고 모호하지만 깊은 느낌의 신호를 담당하는 가슴 영역과, 깜깜하게 잘 안 느껴지지만 생명의 토대가 되는 가장 깊은 무의식적 유전자 신호를 담당하는 배의 영역이 있다. 그리고 이 세 영역이 서로 긴밀하게 연결되어 있는 복잡계 시스템(complex system)을 유지하고 있다.

재발 전이암은 얕은 병이 아니다. 매우 깊은 병이다. 비유하자면, 강물의 하류만 청소해서 해결될 문제가 아니다. 근원이 되는 상류, 더 나아가 수원지까지 깨끗이 정화해야 한다. 그래서 재발 전이암의 완치를 위해서는 머리와 가슴과 배, 이 세 가지 영역을 모두 활용하는 총체적인 치유 모델이 필요하다.

그리고 이 치유의 여정을 성공적으로 마치는 과정에서 큰 고난과 시련도 있게 마련이다. 이 치유의 여정을 신화에 등장하는 '영웅의 여정'에 종종 비유한다. 영웅의 여정은 보통 몇 단계로 구성되어 있다. 큰 용기를 내어 익숙했던 예전의 집을 떠나는 단계, 높은 산을 넘고 깊은 강을 건너며 포기하지 않는 불굴의 끈기를 발휘하는 단계, 그리고 마침내 엄청난 괴물과 싸워 이겨내고 보물을 찾으며 공주를 구원하는 단계로 이어진다. 영화나 책에서도 영웅의 감동적 드라마는 이렇게 그려진다.

이처럼 5년의 암치유 마라톤을 영웅처럼 완주한 분들에게 다가오는 보상은 실로 엄청나다는 것을 많이 보아왔다. 단순히 다른 사람보다 좀 더 일찍 사망하지 않았다는 정도의 보상이 아니다. 암 진단 이전보다 훨씬 큰 성장을 이루어 나답게 보람있게 살게 되는 짜릿한 열매를 누린다는 것이다. 어떤 성장을 이루게 되는지는 뒷부분에서 자세히 설명하겠다.

나는 30여 년 이상 재발 전이암의 완치 과정을 지켜봐 왔다. 그 긴 여정을 어떤 분은 불굴의 의지로 이겨낸다. 5년의 치유 마라톤을 꺾이지 않는 의지의 힘으로 완주해낸 것이다. 참으로 대단하고 존경스럽다. 그러나 아쉬운 점은 이런 분들이 아직은 소수에 불과하다는 것이다.

'어떻게 하면 더 많은 사람들이 이 마라톤을 완주할 수 있을까?' 이것이 나의 화두이자 사명이다.

나는 이 여정에서 가장 큰 장애물이 무엇이며, 그것을 극복하는 데 필요한 요소가 무엇인지 면밀히 관찰해 보았다.

통상 머리에서부터 가슴까지 가는 치유 여정에는 큰 용기가 필요했고, 가슴에서 배까지 깊이 있게 들어가는 치유 여정에서는 끈기가 꼭 필요했다. 그리고 이 치유의 긴 여정에 '적절한 환경'을 잘 활용한다면 이보다 든든한 친구는 없다는 점도 자주 확인했다.

나는 이 치유의 길을 '습관의 여정', '영웅의 여정', '5년 마라톤 완주'라고 표현할 수 있다고 생각한다. 그리고 더 많은 사람들이 반드시 이 길을 완주해내길 간절히 바란다.

혼자의 의지만으로 힘든 분들에게는 '환경과 루틴'이 큰 힘이 된다는 점을 강조하고 싶다. 좋은 환경을 만들고, 루틴을 제대로 활용하는 것, 이것이 치유의 중요한 열쇠가 된다.

이와 관련하여, 웬디 우드(Wendy Wood) 교수의 『해빗(HABIT)』과 제임스 클리어(James Clear) 작가의 『아주 작은 습관의 힘』은 습관과 환경의 중요성을 강조하는 훌륭한 책으로 널리 알려져 있다. 더 다양한 방법론이 궁금하신 분들은 참고하기 바란다.

암! 없애거나, 환경을 싹 바꾸거나

"병원에서 하라는 대로, 그 고통스러운 항암 치료, 방사선 치료 다 받았는데 난 왜 재발한 거죠?", "에이. 다 소용없어요. 뭘 해도 암이 재발하면 다 죽더라고요."

의료인으로서 이런 환우들의 호소를 종종 듣는다. 환우들이 느꼈을 그 당혹스러움과 억울함에 공감이 된다. 또 그 무력감과 절망감이 안타깝게 느껴져 가슴이 답답하고 무거워진다.

그러면서 이런 호소가 반복되지 않도록 '암 치료에 대한 바른 앎'이 중요하다는 걸 또다시 느끼게 된다. 암을 치료하기 위해서는 크게 두 가지 방법이 필요하다.

첫째, 이미 빠르게 증식하고 있는 암 자체에 초점을 맞춰 그 덩어리를 억제하거나 제거하는 방법이다.

둘째, 암세포가 자랄 수 있는 근본적인 환경을 바꾸는 방법이다.

첫째 방법에 해당하는 것이 3대 표준 치료인 수술, 항암, 방사선 치료 등이다. 이런 치료들은 암에 초점을 두고 있으므로 주로 의료진이 큰 주도권을 갖고 시행해 나가고 환자는 그냥 잘 받기만 하면 되는 특징이 있다.

둘째 방법은 사람에게 초점을 둔다. 그러므로 환자 스스로가 주체가 되는 치료법이다. '생활 습관 바꾸기 치료', '해독 정화 치료', '스트레스 해소 치료' 등이 여기에 해당한다. 의사는 길 안내를 할 뿐 대부분은 환자 본인의 꾸준한 노력이 필요한 방법들이다.

그런데 '생활 습관 바꾸기 치료'라는 말에서 '치료'라는 단어 자체가 약간 낯설게 느껴질 수도 있다. 운동을 하고, 신선한 음식을 섭취하며, 과식을 피하고, 스트레스를 해소하기 위해 명상과 의사소통법을 배우는 것 등이 일반적으로 치료라고 인식되지 않는 경향이 있기 때문이다.

'그런 것들은 부차적으로 치료에 도움은 좀 되겠지' 정도로 생각한다. 그렇다 보니, 어떤 상황에서도 첫 번째 방법인 항암 치료나 방사선 치료는 시간에 늦지 않게 절대 빠지지 않고 받으러 가지만 생활 습관을 바꾸는 두 번째 방법은 하다 말거나 아예 시도하지 않는 경우가 많다. 이는 생활 습관 개선의 효과를 과소평가하기 때문인데, 이런 경우를 보면 참 안타깝다. 증상과 원인을 혼동하는 경우가 많은데, 암이 도대체 어떤 질병인지 그 본질을 잘 알아야 한다. 그래야 근간(根幹)과 지엽(枝葉)을 구분할 줄 아는 지혜가 생기기 때문이다.

메인 스위치를 찾아라

첫 번째 방법만으로 암이 완전히 '치료'될 수 있다면 참 편하겠지만, 사실은 두 번째 방법이 반드시 뒷받침되어야만 암이 '온전히 치유'된다는 점을 놓쳐서는 안 된다.

여기서 '치료'와 '치유' 두 가지 용어를 썼는데 통상 '치료'라는 단어는 오랜 관습 속에서 눈에 보이거나 측정 가능한 변화에만 국한되어 사용되어 왔다.

첫 번째 방법에는 '치료'라는 용어를 쓰고, 두 번째 방법에는 좀 더 넓은 의미의 개념어로 '치유'라는 말로 표현하고자 한다. '치료'는 암이 지금 드러내는 증상을 없애는 것인 증상 치료로 본다면, '치유'는 암이 생긴 근본 원인에 적절히 대응하는 방식인 원인 치유라 볼 수 있다.

첫 번째 방법인 증상 치료는 외부에서 의료진이 주도하는 치료로, 환자가 이를 악물고 견디고 참아내면 되는 방법이다. 그런데 두 번째 방법인 원인 치유는 증상 치료처럼 그렇게 온몸에 힘이 드는 엄청난 고통은 아닌데도 이상하게 꾸준히 실천하기가 만만치가 않다. 왜냐하면, 잘 안 보이다 보니 원인 치유의 가치에 대해서 너무 과소평가해서 그럴 수도 있다. 또 그 가치를 머리로 인정한다고 하더라도 몸으로 직접 꾸준히 하는 실천은 또 다른 과제이기 때문이다.

내가 주체가 되어 하루하루 꾸준히 '습관'을 만드는 일이 이를 악물고 극심한 고통을 참는 것보다 오히려 더 힘들 때가 많다. 세계적 암 전문의들도 "항암의 고통을 견디는 것보다 면역력을 높이는 일상생활 습관 바꾸기가 더 힘들다"고 말하는 것도 마찬가지 의미이다. 이 면역력이 바로 원인을 치유하는 과정에서 만들어진다는 것을 다시 한번 강조하고 싶다. 이런 이유로 증상 치료에 아무리 충실했다 하더라도 원인 치유를 소홀히 하면 재발하기가 쉬운 것이다.

비유를 하나 들어보자. 방 오른쪽 천장에서 물이 똑똑 샌다. 얼마 지나지 않아 왼쪽 벽에서도 물이 흘러내린다. 중앙부근 바닥에서도 물이 축축하게 젖어온다. 이런 상황이 왔을 때 우리는 참 곤혹스럽다. 당장 오른쪽 천장에서 떨어지는 물을 막아보려 애쓴다. 그리고 다시 왼쪽 벽으로 뛰어가서 걸레로 흘러내린 물을 닦는다. 그러다가 중앙 바닥에서도 물이 새어나오면, 다시 오른쪽 천장, 왼쪽 벽, 중앙 바닥. 이렇게 세 곳을 계속 허겁지겁 오가며 걸레질을 한다고 상상해 보자.

하지만 이런 방식으로는 근본적인 문제를 해결할 수 없다. 결국 지쳐버리고, "암이 재발하고 전이되면 뭘 해도 결국 안 되더라고요."라는 절망적 호소를 하게 된다. 그러면 어떻게 해야 할 것인가?

지금 바로 증상으로 나타나는 물을 틀어막고 닦는 일도 해야겠지만 또 하나 반드시 필요한 것은 근본적으로 물이 새고 있는 '메인스위치'를 찾아서 그것을 막아야 한다. 그래야 이 사고를 온전히 해결할 수 있으며, 이는 단순한 증상 대응이 아니라 '원인'에 대응하는 방법이 된다.

일단 급한 대로 물이 새는 곳을 수건으로 틀어막고 그래도 새는 곳 밑에는 양동이를 받쳐두자. 완벽히 이곳저곳 다 못 막으니 바닥에 물이 좀 차오를 수도 있다. 그 증상 하나하나에 너무 집착하지 말고 어느 정도만 막고 나면 좀 그대로 놔두자. 그리고 무엇보다 메인 스위치를 찾는 노력을 해야 한다. 나중에 메인 스위치를 찾아서 완전히 잠그게 되면, 그 후부터는 이곳저곳 흘러내리던 물은 한꺼번에 멈추게 된다. 그때 천장, 벽, 바닥의 물을 깨끗이 청소하면 된다. 축축하게 젖은 벽지도 그때 다시 갈아주면 된다. 허겁지겁하지 말고 메인스위치를 찾아야 한다.

암 치유의 마침표는 생명력과 면역력

    항암 치료와 방사선 치료의 과정은 말로 표현할 수 없을 만큼 고통스럽다. 하지만 그 힘겨운 과정이 소중한 결과로 결실을 맺기 위해서는 반드시 또 하나의 과정이 필수라는 점을 잊지 말아야 한다. 그것은 내 안의 생명력과 면역력을 회복하는 스스로의 노력이다. 그래야 재발 전이 없는 암 치유 여정의 마침표가 생긴다.

    그 방법은 사실 복잡하고 어려운 이론이나 기술이 아니다. 원리도 매우 간단하며 이해하기 쉽다. 그리고 백번의 실천으로 실제로 몸에 습관까지 되어버리면 그 후론 엄청난 보상이 기다리고 있다. 일단 습관이 들어버리면 그 다음부턴 의식적 노력이 거의 없어도 무의식적으로 진행되기 때문이다. 그리고 이렇게 습관을 만들어가는 과정에서 잊어버리고 지냈던 나의 자부심도 되살아나게 되고, 남의 기준에 휘둘리지 않고 나답게 살아가는 데서 큰 보람이 생기기도 한다.

못 고칠 질병은 없다, 못 고치는 습관이 있을 뿐

암 사망률 77배의 차이를 보이는 마음가짐

영국 런던 대학의 한스 위르겐 아이젱크(Hans Jürgen Eysenck)의 연구 결과는 매우 의미 있다. 그는 타율적이고 소극적인 성격을 가진 집단과 자율적이고 적극적인 성격을 가진 집단을 15년간 추적 조사했는데, 암 사망률에서 77배의 차이가 나타났다고 보고했다. 마음가짐 하나가 암사망에 77배의 차이를 만든다니 놀랍지 않을 수 없다.

암은 유전자 표현형이 변이된 질환이다. 그런데 이런 유전자가 회복되는 데에 '신념'이 큰 영향을 미친다는 의학적 연구들도 많이 발표되고 있다. 그 대표적 학자가 바로 『당신의 주인은 DNA가 아니다』라는 책을 써서 '신념의 유전학'이라는 용어를 널리 알린 브루스 립턴(Bruce Harold Lipton) 교수이다. 우리의 유전자는 우리의 생각과 감정, 그리고 의지의 변화에 공명하며 변할 수 있다는 것이 그 내용이다. 이렇게 자율적으로 건강한 신념과 긍정적인 마음가짐을 삶의 습관으로 스스로 만들면 유전자가 다시 스위치를 바꾸어 정상으로 회복이 가능하다는 것이다.

이 놀라운 일을 만들어내는 '습관(習慣)'이라는 것은 도대체 무엇인가? 습(習)이라는 한자에서도 그 의미가 보인다. 습(習)은 날개 우(羽)에 흰 백(白)으로 구성되어 있는데 원래 예전에는 날개 우(羽)에 일백 백(百)자가 합쳐진 글자였다. 다시 말하면 새가 하늘을 날기 위해 백 번 이상 날갯짓을 반복하면 습관이 된다는 뜻인 것이다. 내 암은 내가 고친다는 자율적 마음가짐으로 백번 이상의 꾸준함을 적극적으로 실천하면 암은 반드시 낫는다는 희망적인 메시지이다.

習 (습) = 羽 (날개) + 白 (百) (백번)

이 세상에 고치지 못할 질병은 없다
고치지 않는 고집쟁이가 있을 뿐이다

병원에서 어렵다고 손을 놓았던 암 환우들이 소생하는 사례를 나는 30여 년 전부터 많이 보아왔다. 그 비결을 나름 정리한 바는 다음과 같다.

첫째, 내 병은 내가 고친다는 자율적 마음가짐

둘째, 습관이 될 때까지의 꾸준한 실천

그렇다면, 왜 많은 사람들이 습관을 꾸준히 실천하지 못하고 암과의 싸움에서 손을 들어버리는 것일까?

그 이유 중 가장 큰 것은 바로 '암은 내가 스스로 나을 수 있고, 내가 낫게 해야 한다'는 인식보다 '암은 의사가 낫게 해주는 것이고, 대단한 어떤 약이 낫게 한다'는 타율적인 인식이다. 이런 타율적인 인식이 생긴 이유는 우리 사회가 오랜 시간 제시해 온 질병치료 모델 때문이다. 그러나 이제는 더 이상 이 낡은 치료 모델의 희생양이 되어서는 안 된다.

암은 무의식적으로 생활 속에서 반복해 온 습관이 오랜 시간 쌓여서 생긴 결과이다. 그런데 어떤 약 하나를 먹는다고 해서, 어떤 치료를 한번 받는다고 해서 어떻게 나의 무의식적인 습관이 단번에 바뀌겠는가? 또 아무리 사랑과 열정으로 보살펴주고 치료해 주는 명의라 하더라도 오랜 세월 쌓인 내 습관을 어떻게 대신 바꿔줄 수 있겠는가?

잊지 말아야 한다. 암의 원인은 생활습관이라는 것을. 이런 암의 원인 치유에 있어서 의사가 할 수 있는 최선의 역할은 다만 적절한 길 안내를 하는 것뿐이다. 마음속에 '암은 나 자신이 낫게 할 수 있다'를 매일, 매 순간 떠올리며 다짐을 해야 할 것이다. 그래서 의학의 아버지 히포크라테스는 이렇게 말했다.

> "이 세상에 고치지 못할 질병은 없다. 고치지 않는 고집쟁이가 있을 뿐이다."

이 말을 후세 사람들이 약간 순화해서 표현한 것이 "고치지 못할 질병은 없다. 고치지 않는 습관이 있을 뿐이다"라는 말이다.

남에게 의존하는 예전의 치료 모델에 습관이 되어버린 분들에게는 오히려 '고집쟁이'라는 원래 표현이 더 임팩트 있게 다가갈 때가 많아 원래의 표현으로 인용하곤 한다. 이제는 더 이상 낡은 치료 모델의 희생양이 되지 않겠다는 인식 하나만 확고히 하면 된다. 그러면 오히려 훨씬 희망차고 보람된 여정이 기다리고 있다. 그리고 재발 전이암도 전혀 두려울게 없게 된다.

습관을 완성하는 무기 3가지

앞부분에 언급했던, '습관까지 가는 치유의 여정', '5년의 마라톤 완주', '영웅의 여정'에서 최종적으로 찾게 될 보물 또는 공주님은 바로 '내 삶의 주인으로 건강하게 사는 습관'이다.

그렇다면 이제부터 '습관'의 그 깊은 영역으로 들어가는데 도움이 될 수 있는 몇 가지 중요한 무기에 대해 간단히 핵심을 표현해 보겠다.

사실 이 습관의 영역은 무의식의 영역이기도 하고, 체득(體得)의 영역이어서 문자로 표현하기 조심스러울 때가 많다. 언어로 설명하는 순간 그 의미가 왜곡될 가능성이 크기 때문이다. 그래서 핵심만 간결하게 정리하는 것이 더 안전하다. 자칫 문자로 체험과 체득의 세계를 표현하다 보면 자기 방식대로 잘못 이해해서 부작용이 나는 경우도 종종 있기 때문이다. 어떻게 하든 용기를 내서 직접 '체험'을 하고 끈기를 갖고 계속 반복하여 '체득'해야 비로소 알게 되는 경지이기 때문이다. 이 과정은 말이 필요 없는 상태라고도 할 수 있다. 그래도 그 깊은 강을 탐험하는데 징검다리처럼 도움이 되는 세 가지 무기에 대한 핵심 원리를 소개하겠다. 바로, 자신의 무의식적 습관을 알아차리는 탐색법과 자세 습관, 호흡 습관이다.

첫째 무기, 자기 습관 발견의 '무의식 탐색법'

내 무의식적 습관을 알아차리기 쉽지 않다

암 치료의 최종 목표는 바로 습관이다. 그런데 습관이란 무의식적으로 반복되는 패턴이어서 정작 자신의 습관을 알아차리지 못하는 부분이 의외로 많다. '등잔 밑이 어둡다'는 속담은 이 경우에 딱 맞는 보편적인 진리이다.

내 습관인데 당연히 내가 가장 잘 안다고 말하는 사람일수록, 나중에 치유할 때 문제가 더 심각한 경우를 임상에서 흔하게 관찰하게 된다. "에이, 설마? 내가 내 습관을 모를 수 있다고?"라고 생각할 수도 있겠지만 과연 그런지 한 번 간단한 것부터 탐색해 보자. 모든 앎은 내가 뭘 모르는지를 아는 것으로부터 출발해야 한다는 말을 다시 한번 되새겨본다.

내가 잘 쓰는 언어적 표현은 무엇인가?

한 사람의 언어 습관 속에는 자주 반복적으로 쓰는 단어가 있다. 또는 어떤 단어를 쓸 때 유난히 감정을 실어서 말하는 경우도 있다. 그렇다면 그 단어는 나에게 중요하게 자리 잡은 의미라고 할 수 있다. 그렇게 중요한 단어일수록 무의식적으로 나의 내면에 자리 잡아 습관화된다.

그런데 이런 표현들을 스스로 알아차릴 때도 있지만 주변 사람들에게 도움을 받을 필요도 있다. 내가 평상시에 자주 쓰는 단어나 문장이 있다면 그게 무엇인지 주변 사람들에게 물어보고 정리해 보라는 뜻이다. 그러면 많은 빈도로 사용하는 나의 표현의 순위가 나올 것이다. 거기서 많은 힌트를 얻을 수 있다. 내 무의식 속에서 습관적으로 내 에너지가 어디로 향하고 있는지 짐작할 수 있게 해주는 하나의 탐색법이 될 것이다.

반복적으로 하고 있는 나의 비언어적인 표현은 무엇인가?

조금 더 깊게 탐색해 보기 위해서 나도 모르게 하는 비언어적 표현도 알아보자. 예를 들면, 어떤 사람은 뭔가 이야기를 할 때 주먹을 쥐고 말하는 습관이 있고, 어떤 사람은 손가락을 구부려서 무엇인가를 움켜쥐듯 하는 동작을 습관적으로 하는 사람도 있다.

만약 그런 비언어적인 표현들이 자주 사용되고 있다면 그러한 동작이 무엇을 의미하는지 그것을 동기 삼아서 무의식을 탐색해 갈 수 있다. 그것은 마치 고구마 줄기처럼 땅 위로 삐죽 나온 것을 실마리로 활용하여 땅속의 고구마를 파내는 것과 같다. 그런 식으로 땅속에 묻힌 많은 고구마 덩어리들을 캐낼 수 있듯이 내 안의 깊은 무의식 탐색이 가능할 수 있다.

익숙한 곳을 떠나 살아봐야 내 습관이 제대로 보인다

　습관이란 익숙해진다는 뜻이다. 나도 모르게 무의식적으로 내 틀이 되어버린 것이다. 소위, 인식의 틀인 패러다임이 형성되었고, 특정 조건에 대해 무조건적으로 반응하는 프레임에 갇혀버린 것일 수 있는 것이다. 그래서 이미 형성된 프레임과 패러다임 안에서 이 프레임 바깥의 나를 본다는 것이 참 어려운 일이다. 이를 보통 메타인지(meta cognition; 초월적 인지)라고 표현한다. 결론적으로 메타인지란 자신이 생각하고 있는 과정을 자신의 틀을 넘어서서 초월하여 스스로 관찰하고 평가하는 과정을 말한다. 이는 쉽지 않은 일이다. 이 어려움이 내 습관을 내가 제대로 알아채는 어려움과 비슷하다. 그래서 머리의 통찰 정도를 넘어서서 가슴의 느낌으로 또 배의 행동으로 생활해 봐야 제대로 관찰될 수 있는 것이다. 그러려면 익숙한 곳을 떠나서 최소 100일 이상 생활해 보아야 한다. 나의 무의식적 패턴인 습관은 나에게 익숙한 장소, 익숙한 사물, 익숙한 인간관계 속에서 나도 모르게 차곡차곡 쌓여온 결과이기 때문이다. 그 장소를 떠나고, 그 사물들을 떠나고, 그 인간관계들을 떠나서 낯선 곳에서 충분한 기간 온 존재로 생활해 보아야 비로소 보일 수 있다. 보통 사람들에게는 낯선 곳으로 떠나는 여행의 효과 같은 것이다.

　여행의 첫 단계에서는 낯선 장소에 대한 새로움과 신선함의 임팩트가 있을 것이고 이 신선한 자극이 고정된 내 삶의 패턴을 어느 정도 성찰하게 해준다. 그러나 아직도 습관화된 내 사고방식 안에서 사고하고 있을 수 있다. 특히 내가 미리 계획한 스케줄대로 여행을 하는 경우는 더욱 그럴 확률이 높아질 수 있다. 그래서 여행의 두 번째 단계는, 최영미 시인의 책 제목처럼 '길을 잃어야 진짜 여행이다'의 단계이다. 내가 미리 계획했던 모든 것이 무너질 때, 기존의 프레임에 균열이 생기고 비로소 새로운 느낌의 감지와 새로운 삶의 방식이 들어올 수 있게 된다. 여행의 세 번째 단계는 그 낯선 곳에서 최소 100일 이상, 6달 이상, 1년 이상 살아보는 단계이다. 제주에서 1달 살기, 강릉에서 100일 살기 등의 개념이라 할 수 있는데 낯선 환경에서 일정 기간 살아보면, 언어만으로는 표현하기 어려운 나의 무의식적 패턴을 관찰할 수 있는 여백이 많이 보이기 시작한다. 여행의 네 번째 단계는 '정체성'까지 바꾸어서 살아보는 단계이다. 그 낯선 장소에서 새로운 정체성으로 1년 이상 살아보는 것이다. 전사로서 아마존에서 1년 살기도 멋진 도전이 될 수 있고, 수도자로 1년 살기도 나의 무의식적 습관을 알아채고 변화시키는 최상급 훈련이 될 수 있다. 수도자의 일상의 목표가 바로 무의식의 변화이기 때문이다. 수도자의 일상은 나의 습(習)을 바꾸겠다는 것이고, 나의 숙명을 바꿔보겠다는 것이기 때문에 암 환우의 근본 치유와도 잘 맞는 매칭으로 본다. 그리고 수도자는 매일의 루틴(routine)을 신성한 의식(ritual)으로 삼아 반복하는 훈련을 통해 가장 깊은 곳으로 들어가는 방법을 체득한 사람들이다. 그런 환경에서 수도자의 정체성으로 살아보면서, 내 스스로의 관찰과 더불어 같이하는 수련 공동체 도반들에게 피드백도 받아보기를 권한다. 나를 메타인지 하는 데 도움이 될 것이다. 나의 무의식적 패턴을 탐색하고, 옛날의 습관을 벗어나서 새로운 습관을 만들어가는 데 큰 도움이 될 것이다.

나의 무의식 탐색을 위한 알아차림 팁 1

1. 나도 모르게 자주 쓰는 단어나 문장이 무엇인지 5개 정도 적어보자.

   ① _____
   ② _____
   ③ _____
   ④ _____
   ⑤ _____

2. 가까운 여러 사람들에게 위 질문을 보내 '나에 대한 내용'을 5개 정도 들어보자.

   ⑥ _____
   ⑦ _____
   ⑧ _____
   ⑨ _____
   ⑩ _____

3. 이 두 가지를 합쳐서 정리한 다음 나 자신을 통찰해 보자.

나의 무의식 탐색을 위한 알아차림 팁 2

1. 나도 모르게 자주 하는 제스처, 말투, 표정이 무엇인지 5개 정도 적어보자.

   ① _____
   ② _____
   ③ _____
   ④ _____
   ⑤ _____

2. 가까운 여러 사람들에게 위 질문을 보내 '나에 대한 내용'을 5개 정도 들어보자.

   ⑥ _____
   ⑦ _____
   ⑧ _____
   ⑨ _____
   ⑩ _____

3. 이 두 가지를 합쳐서 정리한 다음 나 자신을 통찰해 보자.

나의 무의식 탐색을 위한 알아차림 팁 3

1. 최소 100일 이상 익숙한 곳을 떠나 생활한 후 스스로 파악된 내 습관을 적어보라.

① _____
② _____
③ _____
④ _____
⑤ _____

2. 고정관념이나 선입관이 없이 같이 생활했던 치유 공동체 도반들에게 내 특성을 들어보라.

⑥ _____
⑦ _____
⑧ _____
⑨ _____
⑩ _____

3. 이 두 가지를 합쳐서 정리한 다음 나 자신을 통찰해 보자.

둘째 무기, 우리 몸의 기둥을 세우는 '자세 습관'

생명력의 관문을 여는 명문(命門)[3] 자세

동양의학에선 우리 몸을 소우주라고 한다. 우주의 이치가 모두 담겨 있는 오묘하고 심오한 작품이라는 뜻이다. 그리고 이런 이치를 상징과 숫자로 보여주고 있다고 설명한다. 이 이치를 통찰하는 학문을 상수학(象數學)이라 하고 동양에서 제일 높은 경지의 학문이라고 평가한다.

우리 몸 중 인체의 기둥이 되는 척추는 그야말로 내 몸의 근원이라고 할 수 있는데, 이를 동양학에서는 태극(太極)이라고 표현한다. 태극이라는 글자를 그대로 직역하면 '거대한 궁극'이라고 할 수 있는데, 우리 일상어로 의역해 본다면 기둥이고, 근원이라고 할 수 있다. 그리고 그 깊은 의미를 상징으로 보여주고 있다. 그래서 척추의 생김새 구조가 일자로 반듯하게 생긴 게 아니고 우리 태극기에 나오는 태극무늬와 닮아 있다.

목 부위 척추는 C자 모양으로 굴곡져 있고, 등 부위는 C자가 거꾸로 굴곡져 있으며, 허리 부위에선 다시 C자 모양으로 굴곡져 있는 이중 태극무늬 모양을 보인다. 이 구조의 모습은 상수학적으로

---

3. 명문(命門)은 요추 2번 극돌기 밑에 있는 혈자리

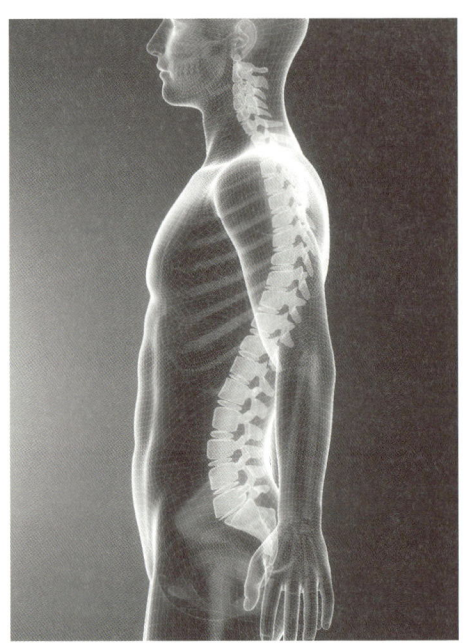
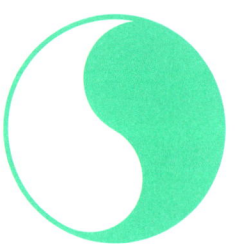

[그림 10] 태극무늬 구조와 닮은 우리 몸의 척추   태극무늬

'척추는 우리 몸의 태극'임을 상징적 구조로 알려주고 있다. 그리고 숫자로도 척추가 하나(1)이기 때문에 상수학(象數學)적으로 모든 것이 시작되는 근원이고 토대임을 통찰할 수 있다.

척추가 제대로 작동하도록 하는 올바른 자세는 참으로 중요하다. 생명력의 근원과 토대를 바르게 세우기 때문이다. 그리고 이런 의도를 명문(命門)이라는 경혈(經穴)의 이름에서도 잘 표현하고 있다. 척추를 바르게 하는 자세를 하면 요추 2번 극돌기 바로 밑에 존재하는 '명문(命門)혈'이 잘 작동하게 된다. 문자 그대로 '생명의 관문'이 잘 열리는 자세가 된다는 뜻이다. 서 있을 때나 앉아 있을 때나 이 자세로 있으면 생명력의 근원적 에너지가 온몸을 8차선

고속도로처럼 잘 순행할 수 있게 된다.

  간단한 자세인 것 같지만 효과는 매우 크다. 나는 이 자세의 습관화 교육을 통하여 10여 년 이상 만성요통, 불임, 류마티스 관절염, 만성비염, 알러지 천식, 오래된 아토피 등에서 매우 만족스러운 효과를 보아왔다. 그리고 '100가지 질병의 합'이라고도 불리고, '만병의 황제'라고도 불리는 암 치료에서도 당연히 이 자세의 효과는 잘 나타나고 있다.

  40대 후반 방광암 환우의 인상적인 사례를 짧게 소개해보겠다. 방광암이 재발되었다는 진단과 더불어 이제는 방광을 적출하고 요루(소변주머니)를 평생 차고 다닐 수밖에 없다는 소식을 듣고서 크게 낙담하였다. 처음 이 환우를 보았을 때 자세가 좋지 않았다. 특히 바닥에 앉는 자세는 유난히 구부정한 자세였다. 이 분에게 명문자세의 의미와 방법에 대하여 자세히 설명하고, 직접 손으로 잘 교정해주었다. 그리고 이런 명문자세를 계속 습관까지 가도록 길안내를 해 드렸는데 스스로 끈기있게 정성껏 잘 실천했다. 서있을 때나 식당에 앉아서 식사할 때나 걸을 때나 이 명문자세가 흐트러진 경우를 한 번도 본 적이 없을 정도였다.

  한참 후 대학병원에 진료하러 갔을 때, 담당의로부터 예상과 달리 너무 많이 방광암이 호전되어서 방광 적출을 하지 않아도 된다는 기쁜 소식을 듣게 되었다. 이분은 자신의 치료 과정 중에서 이 자세의 효과가 큰 역할을 한 것 같다며 그 후로도 꾸준히 기본자세로 습관화하여 드디어 완전 관해(Complete Remission) 판정을 받았다. 그리고 암 환우들에게는 박사학위를 받는 것보다 기쁘다는 '중증 환자 등록 해제' 통지를 2024년 8월에 받고서 감사하다는 전화를 해왔는데, 나 역시 크나큰 보람을 느꼈었다.

위에 언급한 환우뿐 아니라 5년 암 치유 마라톤을 완주한 분들의 공통적인 피드백 속에 이 명문 자세의 효과가 자주 등장하고 있다. 명문을 바로 세우는 이 자세를 생활 속에서 늘 연습하고 습관화하면, 영웅의 여정에서 닥치는 여러 어려움을 이겨내는데 큰 무기가 된다. 그리고 여러 가지 다른 습관을 만들어가는데도 큰 토대와 징검다리가 된다. 다만 목과 어깨와 턱이 많이 긴장된 분들은 먼저 목, 어깨, 턱을 이완한 후에 이 자세를 취하는 것이 필요하다. 그럴 때 부작용 없이 안전하고 효과가 커진다.

셋째 무기, 내 몸과 마음을 잇는 '호흡 습관'

암 치유 여정, 출발과 마무리는 호흡에 주의 집중하기

인류가 개발한 명상법은 모두 112가지라고 한다. 이렇게 세상에는 근원적 치유를 위한 다양한 명상법이 있다. 그리고 명상(meditation)과 치료(medication)의 어원이 같다는 점에서 나는 명상법을 치유법이라고 번역해서 이해하고 있다. 예를 들어 '걷기 명상'은 '걷기 치유'로 '춤 명상'은 '춤 치유'로 해석한다는 뜻이다.

대부분의 명상법에서 호흡은 중요한 자리를 차지하고 있다. 몸의 긴장을 풀고 편안한 마음으로 순간순간 들고나는 호흡에 주의를 집중하는 방법은 대부분의 명상법에서 활용하고 있다.

이런 방법으로 깊은 호흡을 하는 것이 어느 정도 습관이 되면 실제로 통증이 많이 가라앉고 마음이 여유로워진다. 그래서 호흡을 '몸과 마음을 잇는 다리'라고도 표현한다. 더 나아가 '몸과 영혼을 잇는 다리'라고까지 표현하기도 한다. 그래서 호흡이 깊어지고 안정되면 몸과 마음이 한꺼번에 좋아지는 것이다. 그리고 제1장에서 설명했듯이 자율신경의 균형을 회복할 수 있는 유일한 방법이 바로 호흡이라는 점도 다시 상기하면 좋겠다.

호흡법도 여러 가지 방법이 있지만 크게 두 가지 호흡법의 핵심 원리만 소개하려고 한다. 먼저, 복잡하게 엉켜진 생각과 감정의 응어리가 많을 때 활용하는 호흡법이다. 생각이나 감정에 응어리가 많은 경우는, 우선 빠르고 강력하게 이 응어리를 털어내는 것이 중요하다.

이런 경우에 적합한 호흡법이 바로 '풀무호흡법'이다. 이 호흡법은 생명력을 방해하는 장애물을 제거하는 데 효과적이며 생명력 회복의 중간 과정에 중요한 방법이 될 수 있다.

풀무호흡법은 코로 숨을 들이마시고 내쉴 때 매우 급하고 재빠르게 쉬는 방법인데 불규칙적으로 내쉬면 효과가 더 커진다. 요란한 소리가 불규칙적으로 나는 이런 호흡을 통하여 견고하게 뭉친 에너지를 잘 풀어낼 수 있다. 이렇게 급격함과 불규칙성이 견고한 틀을 깨는데 효율성이 높다. 이런 방법의 활용을 혼돈 에너지, 카오스(chaos)에너지의 활용이라고 부르기도 한다.

그렇게 견고하게 굳어져 있는 장애물을 풀고 나면, 최종적으로는 호흡을 아랫배로 천천히 쉬는 단전호흡으로 갈무리한다. 이런 단전호흡이 궁극적으로 가장 생명력과 면역력을 회복하는 건강 호흡법이다. 이 호흡들을 잘할 수 있게 되면 비로소 몸과 마음이 깊게 이완된다. 몸과 마음이 이완된 상태가 되어야 암의 근본 원인 치유를 위한 많은 공부들이 내 몸에 깊게 잘 흡수된다. 그러면서 자율적으로 치유의 여정을 힘차고 끈기있게 갈 확률이 높아진다.

나는 암 환우들이 이 긴 치유 여정을 시작할 때 호흡법을 배우고 익히는 목표를 먼저 세우고 가는 것이 가장 효율적이라는 것을 임상에서 많이 확인하였다.

호흡이 아랫배에서 어느 정도 안정되어야 비로소 각자의 치유 매뉴얼의 큰 그림, 다시 말하면 뿌리와 줄기가 잘 보이게 된다. 그렇지 않으면 두려움과 불안 속에서 허겁지겁 즉각적인 대증요법[4]에만 매달리기 쉬워진다. 호흡이 짧아지고 호흡이 위로 뜨면 밑에 있는 깊은 뿌리는 보이지 않고 표면에 떠오르는 잎사귀만 보이기 때문이다.

호흡이 이렇게 아랫배에서 안정되어야 남에게 의존하지 않고 남 탓하지 않고 자율적으로 치유습관을 실천할 수 있게 된다. 아랫배에서 호흡이 천천히 출입이 되어야 비로소 안정된 저력(底力), 즉 뱃심이 생기기 때문이다.

미국 코넬 의대 조교수인 미첼 게이너 박사는 그의 책 『사운드 힐링 파워』에서 많은 암 환자 치료 임상 사례를 설명하고 있는데, 그중 매우 인상적인 부분이 있었다. 미첼 게이너 박사의 얘기를 내 식으로 간단히 정리하자면 다음과 같다.

---

[4]. 대증요법은 질병의 치료 방법 중의 하나로 환자의 증상에 따라 대처하는 치료법. 질병을 근본적으로 치료하지 않거나 치료를 포기한 후 질병이 발현하는 증상만을 다스리는 방법.

"내가 만약 의학 교육체계를 주도적으로 설계할 수 있는 위치에 있다면 호흡법을 여러 학기에 걸쳐 꼭 가르칠 것이다. 왜냐하면, 이보다 더 효율적인 치료법도 없기 때문이다." 호흡을 강조한 이 부분에서 나도 모르게 무릎을 탁 치면서 동의하게 되었다.

그렇다. 호흡을 제대로 활용할 수만 있다면 암 치유의 여정은 천군만마를 얻은 것과 같다. 건강한 호흡법은 재발 전이 없는 암 치유의 매우 튼튼한 토대가 된다.

그래서 나는 건강한 호흡은 몸과 마음이 건강한 상태임을 알려주는 최고의 마무리 지표라고 확신한다. 다만 호흡법을 글로만 배워 혼자 훈련하다 보면 잘 하는 사람도 있지만, 아닌 경우도 생길 수 있다. 뭔가 몸의 컨디션이 힘들어지거나, 효과가 전혀 안 느껴질 수도 있다. 또 호흡이 눈에 잘 안보이는 특성이 있어서 자칫 무리해서 부작용이 생기는 경우도 가끔 생길 수 있다. 그때는 경험 많은 안내자의 길 안내를 잠깐이라도 꼭 받아보는 것을 추천하는 바이다. 호흡법은 깊어질수록 수련의 영역이기 때문에 단순히 글과 문자로만 다 익히고 얻겠다는 마음을 내려놓아야 한다.

재발 전이암을 치유하기 좋은 환경과 루틴

치유 공동체에서 받는 사회적 지지

치유 여정을 진행하다 보면 치유 공동체가 절실히 필요할 때가 많다. 홀로가기에는 외롭고 불안할 때가 자주 있기 때문이다. 이 때 적절한 치유공동체에서 사회적 지지와 공감을 받는 것은 너무나 요긴하다. 5년의 장기 레이스를 끝까지 완주하는데 큰 도움이 된다.

25년 전 삼성 이건희 회장의 폐암 치료로 국내에도 잘 알려진 세계 최대의 암치료기관인 MD 앤더슨 암센터. 이곳에서의 연구 결과도 이 내용을 담고 있다. MD 앤더슨 암센터 통합의학 부서의 로렌조 코헨 박사와 엘리슨 제프리스 박사는 『암을 극복하는 항암생활』이라는 책에서 6가지 통합 치료의 효과에 대해서 설명하고 있다. 그리고 그 중 첫 번째를 적절한 공동체로부터 받는 사회적 지지로 꼽고 있다.

막상 암이라는 진단을 받고 나면 두려움과 불안, 그리고 소외감에 압도되기 쉽다. 당연하게도 몸과 마음이 위축되고 긴장하게 된다. 그런 상태에서는 주변에서 위로한다고 하는 말이 도움이 안 될 때가 많고, 어떤 때는 의도와 달리 상처를 받기 쉬운 것이 현실이다. 그래서 동질감을 쉽게 느낄 수 있고, 또한 공감의 소통법을 잘 아는 치유 공동체의 도움은 첫 번째로 큰 힘이 된다.

나는 '치유와 성장 공동체'라는 이름으로 암 환우들과 같이 7년 이상 같이 웃고 울며 생활해 왔다. 그리고 암 환우들의 외로움과 불안이 수시로 어떻게 왔다가 흘러가는가를 많이 보아왔다. 그리고 그동안 맺어온 가까운 관계에서의 갈등과 스트레스가 암 환우들의 건강에 어떤 영향을 미치는지 자세히 관찰하기도 했다.

이런 갈등과 스트레스를 흘려보내는 소통의 경험이 얼마나 큰 자신감이 되는지도 자주 관찰하게 된다. 더 나아가, 관계 속에서 따뜻한 사회적 지지를 받을 때의 행복감은 우리의 면역력을 최고 수준으로 끌어올린다는 것도 임상적으로 확인하게 된다.

암을 다스리는 '3단계 치료 루틴'

다시 한번 『손자병법』에서 말하는 '상대를 알고 나를 알면 백전불태'라는 진리를 재발 전이암 치료로 연결해 보겠다. 상대인 암을 알기 위해서는 암의 본질을 밝게 볼 줄 알아야 한다.

첫째, 암은 생활습관병이고, 둘째, 암은 국소성 질환이 아니라, 전체성(wholeness) 질환이라는 핵심을 통찰해야 한다. 암은 뿌리까지, 씨앗까지 다스려야 하는 질환이다. 겉으로 보이는 잔디 깎기에 그쳐서는 안 된다. 그래야 내성으로 인한 재발 전이가 없게 된다. 재발 전이암은 뿌리와 씨앗까지 다스리는 걸 더더욱 강조하여야 한다. 앞에서도 언급했듯이, 생물학적으로도 재발 전이의 주원인인 암 줄기세포가 씨앗과 뿌리의 특성을 보이기 때문이다. 이 씨앗과 뿌리는 두 가지 특성이 있다. 땅속에 깊이 들어가 있어서 잘 안 보이는 특성과, 또 하나 모든 가지와 잎 전체에 영향을 미치는 전체성(wholeness)의 특성이다.

이 두 가지 핵심 통찰을 바탕으로 임상에서 3단계 구체적 치료 루틴을 만들었다. 각 단계의 구체적인 내용은 뒷장에서 더 자세히 설명하겠지만, 우선 전체적인 개요를 정리하면 다음과 같다.

> **1단계** 건강한 생활 습관을 만들어가는 자율신경 균형 훈련법
> (100% 전체성)
>
> **2단계** 다중표적 치료에 강점이 있는 복합 천연 물질로서 내성을 줄이는 역할을 하는 음식 치료와 한약 치료(50% 전체성)
>
> **3단계** 국소적이지만 단일표적을 향해서 군더더기 없이 빠르고 정확한 치료 효과를 내는 단일 화학성분의 항암 약물 치료
> (30% 전체성)

이렇게 3단계로 치료하는 루틴을 개인 상황에 맞추어 습관이 될 때까지 반복할 때, 재발 전이암 치료 역시 가장 효과적인 결과를 내는 것을 임상에서 계속 확인하고 있다. 반복하고 또 반복하는 루틴이 없이는 무의식적 습관까지 도달할 수 없기 때문이다.

'내 안의 위대한 의사'를 만나는 '머리·가슴·배 3차원 치유 모델'

우리는 암의 본질을 알았고, 이를 바탕으로 앞서 3단계 치료 루틴을 정리했다. 이 중에서 2, 3단계는 이해하기 쉬운데, 1단계 자율신경 균형 훈련법은 어떻게 실천하는 것인지 감을 잡기가 어려울 것이다. 이를 이해하기 위해서는 지금부터 설명할 '머리·가슴·배 3차원 치유 모델'이 필요하다. 앞에서 언급한 3단계 치료 루틴에서 1단계가 가장 필수적이고 토대가 되는 단계이다. 생명의 근원 수원지에 도달하는 길이기 때문이다. 그러나 내가 이 단계에 성공적으로 도달할 수 있을 지 막막하고 두려울 수 있다. 이때 '내 안의 위대한 의사'를 만나면 충분히 가능하게 된다. 이것이 바로 '상대를 알고 나를 알면 백전불태'에서 말하는 '나를 아는 길'이다.

우선 이미 형성된 나에 대한 고정관념의 틀에서 벗어날 필요가 있다. 선명하게 보이는 부분만 나의 능력이라고 나를 과소평가하기 쉽기 때문이다. 그러나 사실은 절대 그렇지 않다. 내 안에 이미 있지만 발현되지 않고 무의식에 숨겨진 거대한 잠재 능력이 있다. 현대 심리학에서도 의식적인 능력보다 무의식적인 잠재 능력이 최소 9배 이상 크다는 점을 토대로 삼고 있다. 하지만 우리는 이러한 가능성을 종종 간과하곤 하는 것이다. 또 살아오면서 겪은 어떤 상처나 트라우마 등으로 나의 특성과 능력이 왜곡되기도 쉽다. 이때 이런 왜곡을 털어내고 정화하는 치유 과정이 필요하다. 그런 정화 이후에는 원래 나의 특성대로 나답게 능력을 맘껏 발휘할 수 있게 되기 때문이다.

그렇다면, 과연 환우들 스스로 자신의 잠재 능력을 최대한 발휘해 내는 과정이 과연 가능할까? 그리고 이것이 의료의 영역일까? 여러 가지 고민도 있었다. 하지만 암과 같은 만성 난치병 치료에는 반드시 이 3차원 치유 모델을 실천해야 한다는 사명감을 가족상담 전문가로서 임상을 해 가면서 확실히 경험하게 되었다. 이것이 바로 의학의 아버지 히포크라테스가 말한 '내 몸 안에 이미 있는 100명의 명의'를 깨워서 만나는 개념이다. 나는 이 문장을 앞으로 '내 안의 위대한 의사 만나기'로 줄여서 쓰겠다. 그리고 이런 내용이 의사가 다 해주는 치료에 익숙한 분들에겐 낯설고 믿음이 안 갈 수도 있을 것 같아서 조금 더 보충 설명해 보겠다.

임상에서 '머리·가슴·배 3차원 치유 모델'을 만들게 된 계기

25년 전 수원에서 소나무한의원장으로 진료하던 시절이었다. 중증 아토피 어린아이를 잘 치료해 낸 일이 있었는데, 이 일이 내 삶의 큰 변곡점이 되었다. 운도 좋았던 것 같다. 다른 곳에서 치료를 정말 어려워했던 아이여서 반향이 매우 컸다. 그 후 이 사실이 아토피 환우 사이트에 알려지면서 전국의 중증 아토피 환우들 포함, 여러 가지 면역 이상으로 고생하는 난치병 환우들이 우리 한의원에 몰려오게 되었다. 매일 150명 이상 환우가 나를 찾아준다는 기쁨에 나의 건강을 해치면서도 온 정성을 쏟아서 매일 치료에 전념했었다. 하지만 몇 년이 지나자 치료할 때는 호전이 있다가 다시 재발하는 경우가 종종 생기고, 나는 몸과 마음의 한계를 느끼게 되었다. 몸도 지쳤을 뿐만 아니라 이런 상태로 계속 진료를 지속하는 것에 더 이상의 열정이 생기지 않았다.

   그 후로 1년의 휴식년을 갖기로 했고, 여러 가지 공부와 휴식, 명상을 통하여 다시 한번 나의 치료에 대해서 돌아보게 되었다. 그 결과 나의 진료에 대한 관점을 전환하고 진료방식을 완전히 바꾸기로 마음먹었다. 병이 생길 수 밖에 없는 잘못된 습관을 가진 사람들은 치료 과정에서 일시적으로 좋아졌다가 시간이 지나면 다시 아파서 병원을 찾는 경우가 많다. 나는 처음에 이 현상을 보며 의료인으로서 깊은 죄책감과 무력감을 느꼈다. 하지만 여러 가지 공부와 명상 등을 통하여 한참 후에야 깨닫게 되었다. 환자의 생활습관이 개선되지 않았기 때문에 재발은 당연한 것이었다. 나의 치료기술의 문제로만 생각한 것은 오류였다. 나 자신부터 '병은 의사가 고쳐주는 것'이라는 고정관념이 강했기 때문에 그 틀에서 벗어나지 못하고 큰 오해를 한 것이었다. 그 깨달음 이후, 나는 환우의 잘못된 습관을 변화시키는 것을 근본 목표로 삼고, 좋은 길 안내자 역할을 하기로 했다. 그러나 그런 마음을 먹는다고 그렇게 길 안내가 잘 되는 것은 아니었다. 환우들 각각 자신의 고유성에 맞추어 잘 흡수되도록 길 안내하는 방법을 익히는 데도 많은 공부가 필요했다. 그렇게 수많은 시행착오를 거치면서 진료방식과 시스템을 완전히 바꾸었다. 머리, 가슴, 배를 통합하는 정기신(精氣神) 치료법을 개발하였고 그 틀을 핵심으로 삼게 되었다. 그 후 놀랍게도 만성난치병의 치료율이 훨씬 높아지게 되었다. 물론 내성 없는 재발전이암 근본 치유도 마찬가지였다.

인류의 위대한 스승들이 가르쳐 준 치유법들

원래 나의 특성대로 잠재능력을 잘 발휘해내는 과정이 글로 전해 듣기엔 너무 어려워 보일 수 있다. 그러나 눈을 밝게 뜨고 잘 둘러보면 인류의 위대한 스승들이 체계적으로 잘 만들어 놓은 훌륭한 심신 의학 치유방법들이 많다. 제 2장에서 8가지 암 치유 사례를 통하여 자세한 치유법 스토리도 다루었지만, 여기서는 인류의 여러 위대한 스승들이 우리가 가진 잠재능력을 발휘하여 고통을 치유해냈던 방법들을 간략히 정리해 보겠다.

처음으로 소개하고 싶은 위대한 스승은 프로이드(Sigmund Freud)이다. 천재 정신과 의사로서, 그는 '무의식'이라는 개념을 몸과 마음의 치유 범주로 들어오게 한 현대심리학의 아버지라고 할 수 있다. 그런데 프로이드가 말하는 '무의식적으로'와 '습관적으로'가 우리 일상에서 같은 뜻으로 쓰이고 있다는 점에 주목해야 한다. 암은 생활습관병으로 정의되어 있다. 따라서 무의식적 반복 패턴인 습관을 알아차리고 바꾸는 일은 무의식을 이해하고 활용하는 일과 같은 뜻인 것이다.

좀 더 나아가면 중독 치료법에서도 큰 힌트를 얻을 수 있게 된다. 중독을 치유하는데 가장 어려운 것이 금단(禁斷) 증상이다. 금단 증상이란 머리로는 바꾸고 싶어도 저 깊은 무의식적 욕동(慾動)을 이기기 어려운 현상을 말한다. 알코올 중독을 예로 들어보자. 알코올을 끊어야겠다고 머리 속 생각으로 수백 번 다짐해 보지만, 어느새 나도 모르게 술을 마시고 있는 나를 발견하게 된다. 이걸 끊기 힘든 이유는 나도 모르게, 무의식적으로 습관이 되어버렸기 때문이다. 다시 말해서 중독이 되어버린 것이다. 이런 중독을 풀어가기 위해서 어릴 때의 가족 배경, 애착 유형 및 대인 관계의 어려움을 깊이 이해하는 것이 치료에 큰 실마리를 준다. 그 어려운 중독 증상을 풀어내듯이, 프로이드의 정신분석학은 습관 바꾸기에도 효과적으로 영향을 준다.

또 한 명의 위대한 스승은 바로 칼 융(Carl Gustav Jung)이라는 위대한 심리학자이다. 그는 인간의 궁극적인 목표를 '개성화 과정(individuation)'으로 표현하였다. 그런데 이 개성화 과정이 암세포의 치료에 핵심이론이 되는 분화(differentiation)와 역분화(dedifferntiation) 현상을 이해하고 해결하는데 중요한 실마리가 된다. 이 내용은 앞서 제 1장의 11가지 핵심원리와 제 2장의 8가지 치유사례에서도 확인한 바 있다.

그 다음 소개하고 싶은 스승은 헬링거(Bert Hellinger)박사이다. 헬링거 박사는 원래 가톨릭 성직자 출신으로서 기존의 가족 치료 방법을 더 깊이 심화하였다고 평가된다. 그는 트라우마와 대물림 치료, 내면 가족 치료, 신체심리학적 치료 개념 등이 잘 결합되어 있는 가족 세우기(family constellation)기법을 오랜 기간 펼쳐왔다. 한 사람의 고통이나 어려움이 가족의 깊은 연결 속에서 만들어진다는 관점을 매우 강렬하게 통찰시켜 보여주고, 해결하는 효과를 보여준다.

덧붙여, 모레노(J.L.Moreno)라고 하는 혁명적 의사도 빠트릴 수 없는 분이다. 집단정신 치료학회의 창립자이자 사이코 드라마(심리극)의 창시자이다. 그가 프로이드에게 말했다고 전해지는 다음 이야기는 유명하다.

> "저는 선생님이 끝낸 곳에서부터 시작하겠습니다. 선생님은 진료실에서 환자와 만나지만 저는 거리에서 그들과 만나겠습니다. 선생님은 꿈을 분석하지만, 저는 그들이 다시 한 번 꿈을 꿀 수 있게 하겠습니다."

그는 의뢰인 자신이 주인공이 되는 드라마를 연출하며 비언어적인 수단을 다양하게 구사했다. 인간의 인지적, 언어적 차원(머리 영역)뿐만 아니라 인간의 감정적 차원(가슴 영역)과 신체 동작에 따른 행동 차원(배 영역)까지 포함하는 인간의 모든 차원을 통합적으로 활용한 접근이었다. 그 결과, 자연스러움과 즉흥성을 바탕으로 인간이 가진 근원적 건강을 살려내는 효과를 보여주었다.

모레노가 개발해 놓은 다양한 기법은 암 치유 과정에서 보다 깊게 적용되는데 제 2장의 사례들에서도 확인할 수 있듯이, 암치유에 중요한 도구로서 매우 요긴한 힘을 발휘한다.

또 빼놓을 수 없는 위대한 스승은 붓다(Budda)이다. 불교의 창시자인 석가모니(고타마 싯다르타)를 말하는데, 일단 종교(宗敎)를 신앙(信仰)과 분리하여 설명함을 양해바란다. 그냥 종교(宗敎)의 한자 뜻 그대로 '꼭대기 가르침'으로 그 종교의 신도이든 아니든 상관없이 인류에게 전해주는 큰 가르침을 말하려고 한다.

석가모니는 인간이 겪는 가장 깊은 고통에서 벗어나 자유로워지는 지혜를 설파하였는데, 이를 나름의 방식으로 감히 해석해 보았다. 붓다는 먼저, 머리 영역에서 일어나는 맞다 틀리다(시비: 是非)를 지나치게 분별하는 데서 고통이 비롯됨을 밝히고, 이러한 시비의 고통에서 벗어나는 다양한 방법을 제시하였다.

또한, 가슴 영역에서 일어나는 좋고 싫음의 감정에 대해 설명하였다. 그는 좋다고 느껴지는 것은 지나치게 붙잡으려 하고, 싫다고 느껴지는 것은 과도하게 밀어내려 하는 집착에서 고통이 생긴다고 지적하며, 이러한 호오(好惡) 또는 호불호(好不好)의 집착으로부터 자유로워지는 방법도 많이 알려주었다.

더 나아가, 배 영역에 무의식적 패턴으로 자리잡은 습(習), 또는 훈습(薰習)을 다스리는 것을 최종 목표로 삼고 그 방법을 제시하였다. 여기서 훈습(薰習)이란 '냄새가 밴다'는 뜻으로, 자신도 모르게 형성된 무의식적 패턴을 의미한다. 우리는 이 훈습의 개념을 업(業) 또는 숙명(宿命, karma)으로 확장하기도 한다.

이것이 습관(習慣)을 '제2의 천성(天性)'으로 보는 이유이며 '처음에는 내가 습관을 만들지만 나중에는 습관이 나를 만든다'는 경구로 활용하는 것이다.

자, 마지막으로 언급하고 싶은 위대한 스승은 예수 그리스도(Jesus Christ)이다. 이 또한 부처님의 경우처럼 종교(宗敎)를 신앙(信仰)과 분리하여 설명하고 있음을 이해해주기 바란다. 그리스도교(기독교)의 창시자이고 현대 인류 역사와 문명에 지대한 영향을 끼쳤다고 평가된다.

나의 개인적 입장을 이야기하자면 부처님은 무지와 어리석음을 밝혀주는 지혜의 화신(化身)으로, 예수님은 인간관계의 가장 깊은 본질인 사랑의 화신(化身)으로서 깊은 존경심을 가지고 있다. 암 치유와 관련하여, 예수님은 인간 관계의 그 어떤 깊은 어려움도 녹여줄 수 있는 사랑의 원리와 방법론을 많이 알려주었다.

이렇게 인류의 위대한 스승들을 통해 깨닫게 된 심신 의학적 프로그램이 정말 많다. 이를 통하여 인류가 제일 힘들어하는 깊은 병, 〈재발 전이암〉도 완치할 방법이 있다. 내 머리의 지성과, 가슴의 감성과, 배의 무의식적 생명력에 걸쳐, 가려진 먼지를 털어내면 된다. 그러면 나의 고유한 특성이 무엇인지 알게 되고 나의 표면적 능력을 넘어서서 나의 온전한 능력을 쓸 수 있게 된다. 그러면 고치지 못할 질병은 없게 된다.

그 방법들을 통합적으로 사용하는 방법을 체득(體得)하기만 하면 어떤 암종이든, 어떤 기수이든지 상관없이 백번을 싸워도 백번 다 위태롭지 않게 이길 수 있게 된다. 그리고 '체득(體得)'이란 단어 속에서 한 번의 이해와 몇 번의 체험으로 얻어지는 것이 아님을 알 수 있을 것이다. 머리로 이해하고 가슴으로 체험한 다음 배까지 많은 반복과 루틴의 실천으로 습관화할 때, 어떤 암도 이길 수 있다는 것을 눈치챘으리라. 이렇게 '나'라고 하는 한 존재를 깊이 있게 알아가고 꾸준히 반복 실천하는 '머리·가슴·배 3차원 치유 모델'을 지금부터 조금 더 자세히 살펴보기로 하자.

'내 안의 위대한 의사'를 만나는데 필요한 3가지

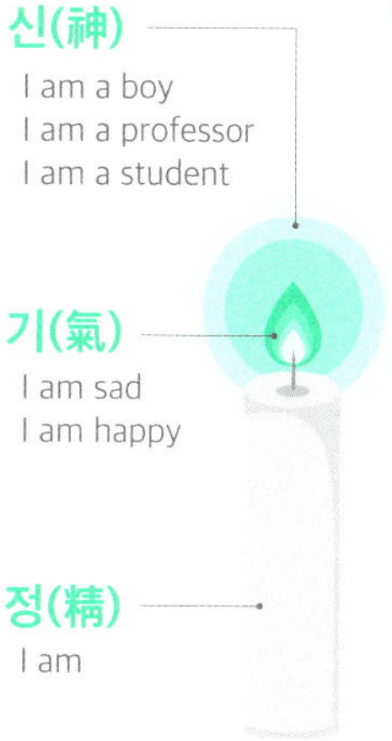

신(神)
I am a boy
I am a professor
I am a student

기(氣)
I am sad
I am happy

정(精)
I am

	빛	그림자	역할	핵심욕구
머리 (상초)	지혜 영감	판단 평가 꼬리표	방향을 알려주는 지도	명료함
가슴 (중초)	감성 사랑 관계	흔들림 집착	화려한 삶의 불꽃 뜨거운 열정	연결 소통 따뜻함
배 (하초)	근원 존재 몸 性 에너지	본능 충동 폭력	세포의 기억 무의식까지 변화 습관 삶의 실천적 힘	Grounding 如如 침묵 실존

[그림 11] 초로 살펴 본 정기신 3가지 에너지

허준 선생의 『동의보감』에서 인간을 구성하는 3요소를 3가지 보물이라고 표현하였는데, 이것이 바로 정기신(精氣神) 개념이다. 이 정기신 3가지 에너지에 관해서 설명할 때 보통 초를 비유로 들어 설명한다. 초에서 몸통 부분인 촛대를 정(精)이라고 하고, 초에 불이 붙은 촛불을 기(氣)라고 한다. 그리고 촛불로 주변이 환해지는 것을 신(神)이라고 한다.

어두운 방에 초가 켜질 때 촛대와 촛불, 주변 불빛 이 세 가지 요소를 볼 수 있다. 마찬가지로, 우리 몸에도 이와 같은 세 가지 요소가 존재한다. 이것이 바로 '정(精)·기(氣)·신(神)'의 개념이며, 각각의 특징을 올바르게 이해하면 인간의 모든 질병을 치유하는 통합적인 원리로 활용할 수 있다. 그리고 이 정기신의 원리를 머리, 가슴, 배, 이 세 가지 영역의 특성과 연결하면 더 쉽게 이해할 수 있다.

'내 안의 위대한 의사'는 나의 3가지 보물을 온전히 활용할 줄 아는 힘이다. 그리고 '내 안의 위대한 의사'는 외부에서 초빙해야 하는 것이 아니라, 내 안에 이미 존재하고 있는데 다만 장애물에 가려져 있을 뿐이다. 이 3가지 영역에 끼어있는 장애물을 정화하고 나면, 그동안 나도 몰랐던 나의 위대한 치유 능력이 충분히 발휘되게 된다는 뜻이다.

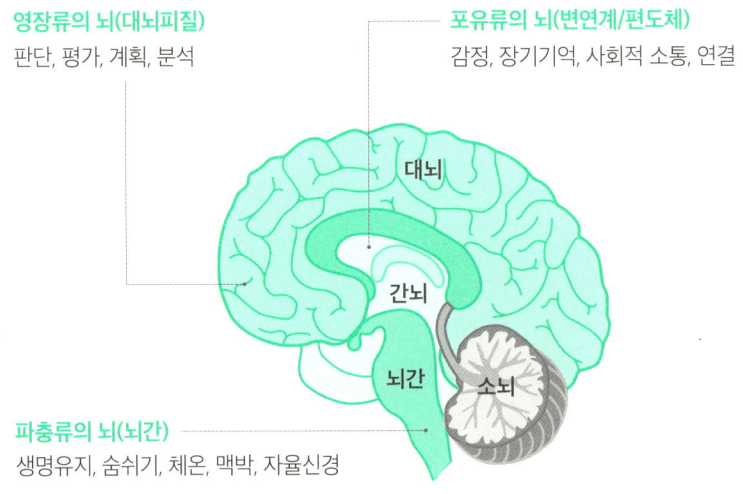

[그림 12] 삼중뇌 구조

동양의학의 『동의보감』뿐 아니라, 서양의학에서도 이런 3가지 영역 개념이 존재한다. 1970년대 폴 매클린(Paul MacLean) 이라는 신경과학자에 의해 처음으로 제안된 이후로 지금도 많이 인용되고 있는 삼중뇌 개념도 이와 매우 흡사하다. 그는 뇌의 제일 바깥 위쪽에 존재하는 대뇌피질은 이성 뇌라고 분류하고, 추상적인 사고, 언어, 계획, 자기 인식 기능을 담당한다고 하였고, 중간에 있는 변연계는 감정 뇌로 분류하고 감정과 장기 기억을 담당한다고 보았다. 그리고 가장 안쪽 밑에 있는 뇌간 부위는 생존 뇌로 분류하고 가장 기본적인 생명 유지 활동을 하는 자율신경의 기능과 연결하였다.

머리 영역의 보물 만나기

머리 영역에서 밝은 방향을 알 수 있는 신(神)에너지

정기신 에너지에서 신(神)에 해당하는 제일 위 〈머리〉 영역은 통상 삼중뇌에서 언급한 이성 뇌에 해당한다. 뇌 기능적으로는 대뇌피질(또는 신피질新皮質)의 기능과 연관된다. 여기선 생각하는 작용, 즉 판단, 평가, 추론, 분석 등 인지기능을 담당한다. 그리고 더 깊은 차원으로 들어가면 지혜와 영감의 센터이기도 하다.

이렇게 생각하고 판단하고 추론하는 〈머리〉 기능은 우리 인간에게 방향을 알려주는 밝은 지도 역할을 한다. 무엇보다 그 핵심 목표는 명료함이다. 그래서 동양의학에선 이 기능이 잘 발휘될 때

'신(神)이 밝다'고 하고, 잘 발휘되지 않는다면 '신(神)이 어둡다'라고 표현한다. 다만 여기서 말하는 '신(神)'은 서양적 개념의 God의 뜻과는 개념이 다르다고 보시길 바란다.

암의 진단을 받았다면, 변화가 필요하다는 신호이다. 제일 먼저 예전의 생각 패턴으로 만들어진 관점(觀點)의 전환이 필요하다. 기존의 관점 이외에도 다양한 관점을 볼 수 있는 밝은 인지능력이 필요하다는 뜻이다. 무엇보다 내가 맞다고 생각하고 있었던 고정관념을 깨는 변화가 우선 필요하다. "예전과 똑같이 보면서 이번에는 다른 결과가 나오기를 기대하는 것은 바보나 하는 일이다."라고 설파한 아인슈타인의 말을 상기해야 한다.

폐암 4기를 잘 극복해낸 여자 환우의 예를 하나 들어보겠다. 이분은 우리 병원의 치유 프로그램에 참여했을 때, 어떤 동작의 시범을 보자마자 도저히 본인은 할 수 없는 동작이라고 생각했다고 한다. 그래서 손사래를 치고 아예 할 엄두도 못 냈었다. 그런데 원장님이 안전하게 잡아 줄테니 한번 시도는 해 보자고 해서 그 성의에 하는 시늉은 하고 '결국 안되는 것을 보여주면 포기하시겠지!' 했다고 한다. 그런데 이게 웬일인가? 그 동작이 되는 자기 자신을 발견한 것이다. 그런 자신이 너무나 신기하고, 대견하고, 또 신선한 충격이었다고 했다. 내가 나 스스로에 대하여 수십 년간 견고하게 판단해 왔던 고정관념이 맞지 않았음을 경험한 것이었다. 머리에 지진이 난 것 같은 충격이었다고 했다.

작다면 작은 성취이긴 했지만, 그 일을 계기로 자신의 고정관념이 이렇게 자신의 능력을 제한하고 있었다는 것을 깨닫게 되었다고 한다. 그때부터 너무나 커 보여서 불가능할 것으로 생각했던 재발

암 완치 목표에 자신감이 차 올라오게 되었다고 했다. 이러한 과정에서 극복해야 할 장애물을 '제한적 신념', '불합리한 신념', '학습된 무기력'이라고 부르기도 한다.

  이런 장애물을 '마음의 사슬'이라고 표현하기도 하는데 또 하나의 실험사례를 들어보겠다. 서커스에 동원되는 코끼리를 훈련하려면 아기 코끼리 시절부터 훈련을 시킨다고 한다. 그리고 밤에는 다리에 쇠사슬을 묶고 말뚝으로 박아놓는다고 한다. 이 아기 코끼리는 원래의 본성대로 자유롭게 움직이고 싶어서 낑낑대며 어떻게든 그 사슬을 벗어나려고 한다. 그러나 말뚝을 뽑아낼 힘이 아직 안 되니 여러 방식으로 애쓰다가 결국 지쳐 포기하게 된다. 그런데 한참 후에 코끼리 몸집이 5배~10배 커진 상태에서는 이 말뚝을 뽑을 힘이 충분해진다. 하지만 다 큰 코끼리는 결코 이 사슬을 벗어날 수 없다고 아예 단정하고 그럴 생각을 꿈도 꾸지 않는다는 것이다. 실제의 사슬이 나를 구속하는 것이 아니라 마음의 사슬이 견고하게 나를 구속하는 것이다.

  이렇듯 우리 안에 무의식적으로 자리 잡고 있는 '마음의 사슬' 같은 이런 장애물들을 해결하고 나면 비로소 밝은 방향이 보이게 된다. 이 환우는 고정관념을 깨는 작은 성취를 통해서 〈머리〉의 장애물을 잘 털어낸 것이다. 그 결과 〈머리〉의 보물을 찾았고 본격적 변화의 시작을 제대로 펼친 것이다.

머리 영역에서 빠지기 쉬운 늪

〈머리〉에는 빠지기 쉬운 늪도 있다. 지도는 여기 무엇이 있다는 표시를 보여줄 뿐이라는 것을 직시해야 한다. '지도는 땅이 아니다'라는 유명한 명제가 있듯이 지도는 그 위치에 뭐가 있다는 기호를 표시한 것일 뿐 실제 땅이 아니다. 그렇기 때문에 지도 위에 집을 지을 수도 없고, 콩이나 팥을 심을 수도 없다. 다시 말해서 실재(實在)하는 리얼리티(reality)의 세상이 아니다.

지도를 통해서 방향을 밝게 보았을 때 '아 이리로 가면 되겠구나' 하고 뭔가 환해지는 느낌 때문에 다 해결된 것처럼 착각할 수 있다. 그래서 그다음 깊이로 가지 않을 수도 있다는 점이 늪이 되는 것이다. 또, 머리 영역의 생각 기능이 지나쳐 판단하고, 평가하고, 꼬리표 붙이기에 몰두하다 보면 사려 과다의 폐해도 나타날 수 있다. 행동은 하지 않고 주저하고 우유부단함 속에서 허우적거릴 수 있다. '사려가 깊다'의 임계점을 넘어가 버려서 '사려가 지나치다'로 빠지기 쉽고 그러면 생명력의 발현은 어려워진다. 이런 사려 과다가 내 생명력의 다음 차원의 깊이로 들어가는 것을 방해하기 때문이다.

머리로만 아는 것에서 더 나아가야 한다는 점을 심리학에서도 잘 설명해 주고 있다. 심리적으로 대표적 회피 전략 중의 하나로 '주지화(主知化. intellectualization)'라는 방어기제가 있다. 머리에서 지식으로 알기만 하면 다 해결되었다고 안주하는 것을 말한다. 그런데 이런 행동이 사실은 무의식적 '회피'일 수 있다는 것이다. 용기 내 직접 체험하고, 체험한 것을 끈기 있게 체득하는 일을 회피하도록 무의식이 교묘하게 발휘하는 방어 전략이라는 것이다. 그래서 〈머리〉로 하는 공부에는 효용이 있는 대신 이런 한계도 있다. 이런 양면성, 다시 말하면 빛과 그림자를 통합해서 이해하는 것이 중요하다.

머리 영역의 장애물을 정화하는 실천 방법

머리 영역의 장애물을 정화하기 위해 오랫동안 여러 가지 방법으로 임상 시도를 해 보았다. 그 결과, 의미 있는 방법이 도출되었다. 고정관념으로 단단하게 굳어진 생각의 틀을 변화시키기 위해 가장 효과적인 방법은 지속적인 강의와 독서 모임이었다.

강의에서는 후성유전학 분야를 일차적으로 추천한다. 앞장에서도 한번 다루었지만, 후성유전학의 핵심은 우리가 겪은 후천적 경험이 유전자와 함께 작용해 생명체의 형질을 만든다는 것이다. 즉, 생활 조건이나 생활 방식이 유전자 발현과 건강에 중요한 영향을 미친다는 내용이다. 무엇보다 암이 유전자가 변이된 질환이어서 후성유전학은 매칭이 잘 되는 학문이다. 그리고 암 치료를 기존의 방법보다 더 근본적으로 치유해 가는데 큰 도움이 되는 내용이 많다.

나는 호흡, 수면, 음식, 운동, 대인관계 등 후성유전학에서 다루는 다양한 주제를 중심으로 7년 이상 강의를 해왔다. 그 과정에서, 암 환우들이 근본적인 치유의 방향을 찾는 데 매우 효과적임을 임상을 통해 확인할 수 있었다.

또 하나의 방법으로 좋은 책을 여러 명이 같이 읽고 서로의 느낌을 나누는 독서 모임의 효과를 전하고 싶다. 몇 년동안 진행해 온 여러 독서 모임 멤버들의 소감을 소개해본다. "같은 책을 읽었지만 서로에게 울림이 있는 포인트가 다를 때가 많다는 사실에서 내 생각의 폭이 넓어졌어요.", "같은 문장도 다른 관점으로 해석하는 멤버들의 이야기를 들으며 나의 고정관념이 깨질 때가 많았어요."라는 피드백을 자주 들어왔다. 그래서 나는 암 환우분들께 온전한 암 치유를 위해서 주변 사람들과 독서 모임을 하나 만들어보기를 강력히 추천하는 바이다.

가슴 영역의 보물 만나기

따뜻한 연결의 소통 느끼기

정기신에서 기(氣)에 해당하는 중간 〈가슴〉영역은 감정의 영역이고 느낌의 영역이다. 삼중뇌에서 감정뇌에 해당한다. 뇌기능으로 변연계(邊緣系;lymbic system)의 기능에 해당한다. 변연계는 감정과 장기 기억을 담당하며, 고등한 생명체일수록 이 감정뇌가 발달되어 있다. 감정의 힘을 잘 활용할 때 생명체들은 관계를 깊고 풍요롭게 할 수 있다고 본다. 그리고 이런 관계의 능력에 도움되는 감정이 더 발달한 존재일수록 더 고등한 능력을 발휘하는 것으로 해석된다.

우리는 종종 생각이 비슷한 사람들끼리의 유대보다 감정을 공감하는 관계가 훨씬 깊은 에너지를 발휘하는 모습을 볼 수 있다. 감정적으로 공감이 안되면 머리로는 잘 이해해도 도통 행동 자체가 일어나지 않는 경우도 많다. 머리의 생각보다는 가슴의 감정의 힘이 훨씬 세기 때문이다. 그래서 우리는 이런 말을 자주 한다.

"머리로는 이해가 되지만, 가슴으로는 와닿지 않아."

또 머리로는 이해되어도 가슴의 감정이 서로 연결되지 않으면, 깊은 관계를 맺기가 어렵다. 예를 들어, 이런 경우를 생각해 보자.

"그래, 네 말이 다 맞아. 하지만 왠지 다시는 너를 만나고 싶지 않아."

이처럼 논리적인 이해와 감정적 공감은 전혀 다른 차원의 문제이다. 바로 감정 뇌를 '관계의 뇌', 또는 '소통의 뇌'라고 부르는 이유이다.

이 〈가슴〉 영역의 감정이 동양의학에서 사용하는 정기신 에너지 가운데 기(氣)의 개념인데, 기(氣)는 통상 '에너지의 흐름'을 뜻한다. 우리가 흔히 "기혈(氣血) 순환이 잘 되면 다 좋은 것 아닌가요?"라고 표현할 정도로 기(氣)는 여기저기 순환하고, 잘 흘러서 연결하는 기능을 말한다. 그래서 〈가슴〉은 우리 몸 중간에 위치하여, 위와 아래 그리고 구석구석 서로 연결하고 소통시키는 기(氣)의 강력한 힘을 가지고 있다고 볼 수 있다.

〈가슴〉은 머리, 가슴, 배, 세 영역 중에서 가장 힘이 센 곳이다. 그래서 대화 중에 이미 가슴의 감정이 상해버리면 아무리 좋은 명언도 소통하는데 모두 소음에 불과하게 되는 것이다. 감정을 다쳐서 마음이 상해버린 사람에게 예수님 얘기를 하고 부처님 얘기를 머리로 이해시키려 한들 아무 소용이 없다는 뜻이다. 소통의 핵심은 머리의 이성이 아니라 가슴의 감정이라는 점을 명심해야 한다.

이런 깊은 감정 소통법을 제일 먼저 배우고 익혀야 한다. 그래야 인간관계의 오래된 갈등과 스트레스로 만들어진 만성 염증을 해결할 수 있기 때문이다. 오랜 스트레스가 어떻게 만성염증을 만드는지에 대해서도 제 1장에서 언급했지만, 만성염증은 암의 원인이 되기도 하고 암을 유지하는 환경이 되기도 해서 감정을 활용한 소통법은 암 치유의 핵심 방법이 되는 것이다.

식도암 4기를 잘 극복한 남성 환우의 사례를 들어보자. 이 환우는 충실하게 자신의 음식 습관, 운동 습관 등을 잘 바꾸었고, 교정된 생활을 통해 여러 가지 지표가 많이 개선되었다. 그런데 언제부터인가 더 이상 진전이 없고 계속 정체기를 겪고 있었는데, 그때 어떤 수녀님에게 심리적 치유 작업을 받게 되었다. 아버지가 돌아가시고는 다 풀렸다고 생각했던 아버지와의 관계에서 생성된 상처를 그 치유 과정에서 다시 만나게 되었다. 그러면서 큰 소리로 오랜 시간 많이 울었다고 한다. 그만큼 가슴이 많이 열리는 체험을 하게 되었다.

처음으로 그렇게 미워했던 아버지에게서 갑자기 사랑이 느껴지며 그리워지고 죄송하다는 느낌이 들었다고 한다. 그렇게 가슴에 응어리로 오랜 시간 묻어두었던 관계를 화해와 사랑과 감사로 흘러가게 한 것이다. 그 후 마음속 깊은 곳에서 느꼈던 무거운 감정이 홀가분해지면서, 더불어 암 치유 경과가 정체기에서 빠르게 호전되는 방향으로 진전되는 결과를 보게 되었다.

이 환우는 오랫동안 가슴에 맺힌 응어리가 온몸에 돌아가는 기(氣)의 순환을 막고 있었던 것이다. 그런데 〈가슴〉의 감정 치유를 통하여 이 막힘을 소통시키면서 암의 치유가 한 단계 더 업그레이

드된 걸로 해석할 수 있다.

〈가슴〉은 이렇게 압도적으로 힘이 센 곳이다. 촛불은 촛대와 주변 불빛과는 다르게 뜨겁다. 뜨거운 에너지가 잘 활용되면 막힌 곳을 뚫고, 위축되어 얼었던 곳을 녹여주는 강력한 에너지를 발휘하는 것과 같다. 물론 〈가슴〉의 에너지가 장애물에 의해 막히고 왜곡되면 이 강렬한 에너지가 오히려 사람에게 화상으로 큰 상처를 남기는 부정적인 그림자의 측면도 있다.

위에서 언급한 식도암 환우는 그동안 감정의 응어리로 자신의 몸을 태우듯이 힘들었을 수 있다. 이 식도암 환우가 예전에 불같은 성격으로 힘들었던 것도 이해가 되었다. 그리고 "그토록 자신을 힘들게 한 불길을 사랑과 화해와 감사의 불길로 바꾼 것이 암치유 과정에 큰 동력이 되었겠구나"라고 느껴지니 뭉클했다.

〈가슴〉은 [그림 11]에서 촛불에 해당한다. 초에 불이 켜졌을 때, 우리 눈에 가장 잘 띄는 곳은 촛불이다. 이곳이 우리의 마음을 가장 잘 끄는 매혹적인 곳이기도 하다. 그래서 매혹적인 꽃에 비유해서 '불꽃'이라고 표현하기도 한다. 매혹적으로 몰입해 삶을 산 사람을 두고 불꽃 같은 삶이라고 은유적으로 표현하기도 한다. 또, 무엇인가 용기를 내어 성취하려는 강한 동기부여를 뜨거운 열정이라고 표현하기도 한다. 이렇게 〈가슴〉은 용기와 열정이 있는 곳이다. 그리고 〈가슴〉의 최종 목표는 사랑, 연결, 소통, 따뜻함이다.

가슴 영역에서 빠지기 쉬운 늪

여기에도 물론 그림자의 측면이 있는데 그것은 흔들림과 집착의 늪이다. 우리가 보통 하는 말 중에서 '감정적으로 굴지 마'라고 할 때가 바로 이 감정센터의 그림자 측면을 이야기한 것이다. 감정이 끊임없이 출렁대며 흔들린다는 것은 촛불이 바람 따라 계속 너울거리는 모습으로 잘 보여주고 있다. 사실 감정은 오르락내리락하는 것이 기본값이다.

감정은 결코 한가지로 일정하게 유지되지 않는다는 특성이 있다. 그런데 이런 원리를 모르면 감정이 계속 일정하지 못한 나와 타인을 비난하기 쉽다. 사실은 비난할 일이 아니고 특성으로 받아들여야 할 일이다. 그저 날씨처럼 일상적으로 맑은 날, 흐린 날, 비오는 날이 계속 사이클을 그리는 것이다. 그리고 일정한 날씨가 계속 되는 것보다는 그런 사이클 속에서 오히려 생명이 잘 키워지고 유지된다는 점도 통찰할 필요가 있다.

이런 특성을 인간관계에 확장하면, 좋고 싫음(好惡/好不好)에 대한 집착으로 연결되기도 한다. 좋다고 느껴지면 계속 껴안고 있고 싶고, 싫다고 느껴지면 계속 밀쳐내고 싶겠지만 자연 현상은 그리고 세상일은 늘 그렇게 진행되지 않는 것이 현실이다.

예를 들어, 해가 화창하게 떠 있는 늘 맑은 날씨만을 바랄 수 있다. 그런 날씨에는 생명현상이 잘 활성화되는 모습을 일시적으로 보기 때문일 것이다. 그러나 이런 날씨가 아주 오랫동안 계속되면 그 곳은 결국 사막이 되고 말며, 생명이 한 터럭도 자라지 않는 불모(不毛)의 지역이 된다. 비가 와야 생명의 젖줄이 만들어진다. 그리고 비가 오려면 흐린 날이 꼭 필요하다. 그래서 맑았다가, 흐렸다가, 비 오다가, 다시 맑았다가, 흐렸다가, 비 오다가 해야 좋은 생명환경인 것이다. 이렇듯 좋고 싫음도 모두 각자의 의미가 있으니, 그 또한 수용하는 태도가 중요해진다. 루미라는 영성가의 아름다운 시가 떠오른다.

가슴 영역의 장애물을 정화하는 실천방법

〈머리〉영역이 우리 존재의 겉껍질이라면, 〈가슴〉영역은 우리 존재의 속껍질이라고 할 수 있다. 그만큼 〈가슴〉영역은 더 부드럽고 다치기 쉬운 특징이 있다. 그러다 보니 안전하다고 충분히 안심되지 않으면 가슴을 열기를 두려워한다. 이런 이유로 〈가슴〉영역의 보물을 찾기 위해서는 무엇보다 용기가 필요하게 된다.

이런 〈가슴〉영역의 장애물은 감정의 상처로 인해 깊게 웅크린 응어리들이다. 이 응어리로 인해서 기(氣)의 순환이 막히게 되고, 이는 암의 발생을 억제하는 신호전달경로를 막아버리기도 한다. 이런 장애물을 정화하려면 무엇보다 용기를 내기 좋은 환경을 만들어야만 한다. 그래서 〈가슴〉정화 작업은 통상 최소 12시간 이상의 워크숍 형태일 때 효과적이다.

〈머리〉작업처럼 1시간 내외의 강의 형식으로는 〈가슴〉까지 열기에는 절대 부족하다. 그리고 안전하지 않을 수 있어서 결코 1시간 내외의 〈가슴〉작업은 추천하지 않는다. 비유하자면 심리적 수술을 하는데 상처 부위 배만 갈라놓고 수습도 못하고 끝마치는 위

힘이 있다는 뜻이다. 그래서 최소 연속적으로 12시간 이상 지속되는 〈가슴〉 작업을 선택하시길 추천한다.

같이 작업하는 사람들이 나에게 안전하다는 신뢰감을 쌓아가는 시간이 필요하고, 본 과정이 끝나고 상처를 잘 싸매고 매듭짓는 시간도 필요하기 때문이다. 예열이 되어야 비로소 불꽃 같은 열정이 나올 수 있고, 그 동기 부여로 용기를 발휘하여 내 가슴의 응어리를 풀어낼 수 있다. 또 감정 작업이 끝나고 따뜻하게 감싸는 시간도 필요하기 때문에 12시간 이상의 워크숍을 추천하는 것이다.

〈가슴〉 공부의 특징은 '지금 여기' 바로 효과가 나타난다는 특징이 있다. 감정적 치유를 하고 나서 맘껏 울면서 오랫동안 응어리졌던 증오가 화해와 사랑으로 흘러가고 나면 바로 즉시 효과가 나타난다. 가슴이 뻥 뚫리는 것 같고 아팠던 온몸이 시원해지고, 세상이 달리 보인다. 오래된 원한이 녹아내리기도 하고 온통 행복감에 젖어 들게도 한다. 거듭 말하지만 〈가슴〉은 가장 힘이 센 곳이다.

그러나 이런 현상도 유효기간이 있다. 며칠간, 몇 주일간, 몇 달간 그 기분이 지속될 수 있지만 시간이 더 많이 지나면 다시 예전과 비슷하게 돌아가기도 한다. 존재의 근본적 힘의 원천은 아직은 아니라는 점 또한 알아야 한다.

그래서 한 단계 더 가야 한다. 〈머리〉, 〈가슴〉으로 익힌 공부가 무의식적으로 자동적인 습관으로 이어지고, 저절로 움직이는 하나의 시스템으로 자리잡을 때까지 반복해야 비로소 우리 생명의 수원지(水源池)에 도달하게 되는 것이다.

여인숙[5]

- 잘랄루딘 루미

인간이란 존재는 여인숙과 같다.
매일 아침 새로운 손님이 도착한다.

기쁨, 절망, 슬픔
그리고 약간의 순간적인 깨달음 등이
예기치 않은 방문객처럼 찾아온다.

그 모두를 환영하고 맞아들이라.
설령 그들이 슬픔의 군중이어서
그대의 집을 난폭하게 쓸어가 버리고
가구들을 몽땅 내가더라도.

그렇다 해도 각각의 손님들을 존중하라.
그들은 어떤 새로운 기쁨을 주기 위해
그대를 청소하는 것인지도 모르니까.

어두운 생각, 부끄러움, 후회
그들을 문에서 웃으며 맞으라.
그리고 그들을 집안으로 초대하라.
누가 들어오든 감사하게 여기라.
모든 손님은 저 멀리에서 보낸
안내자들이니까.

---

5. 류시화 엮음 『사랑하라 한번도 상처받지 않은 것처럼』, 오래된 미래, 2005

배 영역의 보물 만나기

생명의 근원에 다가가기

세 번째가 정기신에서 정(精)에 해당하는 〈배〉 부위이다. 3중뇌의 생존 뇌에 해당한다. 뇌 기능으로는 뇌간과 소뇌 부위와 연관되고 생존의 가장 기초가 되는 작용에 해당된다. 즉 숨 쉬고 땀 흘리고 혈압을 조절하는 등의 무의식적 자율신경 기능과 연결된다.

정(精)이라는 개념을, 정(精)이라는 글자로 만들어진 단어를 보면서 그 의미를 이해해 보는 것도 좋겠다. 정액(精液)이라는 단어에도 이 글자가 들어가고, 정수(精髓)라는 단어에도 들어가고, 정력(精力)이라는 단어에도 들어간다. 정성(精誠)이라는 단어에도 들어간다.

한의학의 정기신 에너지 원리에서는 정(精)은 우리 몸 모든 에너지의 물질적 토대라고도 설명한다. 호르몬이나 내분비 물질에 해당한다고 볼 수 있다. 그리고 그중에서 동양의학에서는 우리 몸 에너지의 근원이 되고 씨앗이 되는 물질을 특히 정액(精液)과 골수(骨髓)로 보았다. 그래서 두 글자를 합쳐서 정수(精髓)라는 단어도 만들어졌다고 보면 된다. 정수(精髓)를 영어로 표현해 보면 에센스(essence)라고 할 수 있다. 어떤 존재의 가장 핵심(核心)이 되는 고갱이를 말한다. 핵심(核心)이라는 단어도 '씨앗의 중심'이라는 뜻이듯이 핵심과 정수는 씨앗처럼 눈에는 잘 안 보이는 특성도 있다.

정력(精力) 이라는 뜻도 살펴보자. 성(性)적인 스태미나라는 뜻도 있지만, 그 뜻보다도 더 확장해서 모든 일의 저력(底力), 다시 말하면 바닥의 힘, 토대의 힘, 뚝심, 뱃심을 표현할 때 쓰는 표현이기도 하다. 그래서 정(精)은 또 안정감, 그라운딩(grouding)을 뜻하기도 한다.

위 촛불 그림처럼, 너울거리는 불꽃이 뭔가 고정됨이 없는데도 계속 있을 수 있는 것은 이 촛대가 바닥에 안정되게 자리 잡고 있기 때문이다. 이런 안정감이 촛대로 만들어지기 때문에 〈배〉 영역의 목표 역시 촛대처럼 생명 현상의 안정감이라고도 할 수 있다. 통상 생물학에서는 항상성(恒常性; homeostasis)이라고 한다. 이런 항상성은 생존에 워낙 중요해서 애초에 무의식적 자동 시스템으로 만들어져 있는데 이런 기둥이 되는 시스템을 자율신경 균형 시스템으로 본다. 이런 토대의 에너지가 바로 정(精) 에너지이다.

또 불꽃이 피어나는 에너지의 모든 물질적 원천이 촛대에서 나오기 때문에 근원이라고도 하는 것이다. 촛대의 파라핀 물질(精)이 없다면 촛불(氣)도, 주변 밝음(神)도 바로 없어진다는 점을 생각해 보면 이해가 될 것이다. 그래서 머리의 생각, 지혜나 영감, 그리고 가슴의 감성도 우리 〈배〉 영역의 정(精) 에너지에서 그 힘의 원천이 나온다고 보는 것이다.

그리고 정성(精誠)이라는 단어를 보자. 생명의 토대인 정(精) 에너지는 정성껏 차곡차곡 충분한 시간동안 쌓아가야 만들어지는 특징이 있다는 것을 보여주고 있다. 그래서 〈배〉 영역과 주파수가 같은 카테고리에 근원, 토대, 무의식적 몸, 침묵, 고요함, 명상(冥想), 습관, 유전자, 생명의 씨앗이 되는 성(性) 에너지 등이 배속되는 것이다.

배 영역에서 빠지기 쉬운 늪

〈배〉 영역의 주파수와 맞는 개념이 바로 생명의 토대인 유전자이고 습관이다. 그리고 이 습관은 항상성(恒常性) 때문에 쉽게 금방 안 바뀌는 특성이 있다. 이런 〈배〉 영역의 특성 때문에 쉽게 중도에 포기해 버리는 늪에 빠지기 쉽다. 그런데 웬만하면 습관이 안 바뀌도록 만들어져 있는 것은 생명을 만든 조물주의 뜻이라고 판단된다. 한 번의 의식 변화가 매번 생존의 기본 토대를 바꾸어 버리면 얼마나 불안정하겠는가? 수시로 변하기 쉬운 우리 의식의 흐름에 생존이 바로 즉각 결정되어 버리면 참 난감해진다. 그래서 생존에 필수적인 기능은 수시로 변하기 어렵게 무의식적으로 운영되게 만들어졌다고 본다.

만약 생명의 근원 에너지인 습관이 금방 바뀔 수 있다면, 생활습관병인 암도 금방 나을 수 있을 것이다. 그런데 만약 건강한 행동을 한두 번 했다고 암이 금방 낫는다면, 암이 낫고 나서 불건강한 행동 한두 번이면 또 금방 병이 들어도 좋다는 뜻인 것이다. 그러니 습관이 쉽게 바뀌지 않고, 암이 금방 안 나으면 이렇게 생각해 보자. "아, 안심된다~ 그러면 그렇지! 이렇게 쉽게 흔들리지 않는 튼튼한 구조여야 내가 좀 느긋하게 안심하고 살지"라고 말이다.

또 하나의 늪이 있다면 그것은 〈배〉 영역을 언어로 선명하게 표현하기 어렵다는 점이다. 그래서 "설명을 좀 개운하게 해줘요." "에이 모호해서 도통 무슨 말인지 잘 못 알아듣겠네." 하면서 외면해 버리기 쉬운 늪도 있다.

하지만 여기에서 관점을 한 번 전환해보자. 선명하다는 것은 세세하게 다 잘 보인다는 장점도 있지만, 그렇기 때문에 깊지 않고 표면적이다. 깊은 바다, 깊은 동굴은 깊기 때문에 잘 보이는 특성을 가질 수가 없다. 그렇지 않은가. 심연의 깊은 골짜기는 선명하게 눈으로 다 보고 확인할 수 없다. 거칠게 이야기하면 한 눈에 선명하게 알아볼 수 있으면서 깊은 것은 이 세상에 존재할 수 없다. 그런데 이 두 가지를 다 얻을 수 있을 것이라고 우리는 착각하기 쉽다. 그러나 심연의 깊고 어두운 곳에 들어가지 않고도 유리바닥처럼 모든 것을 선명하게 다 보고 싶다면 이는 성취할 수 없는 바람인 것이다.

이런 빛과 그림자 두 가지 특성을 받아들여야 한다. 잘 안 보여도 그저 소걸음처럼 묵묵히 하나하나 충분한 시간을 정성(精誠)껏 쌓아나가는 실천이 필요하다. 그렇게 꾸준히 길을 가고 가다 마침내 오랜 경력자의 운전처럼 전혀 의식하지 않고도 몸에 체득(體得)되면, 결국 그 습관이 바로 무의식적으로 또 자동적으로 쉽게 흔들리지 않는 안정된 생명의 시스템으로 보답하기 때문이다. 오랜 운전자는 옆 사람과 자유롭게 이야기하면서도 마치 운전은 덤으로 하는 것처럼 자연스럽게 해낸다. 내 의식을 거의 안 쓰고도 내 세포와 내 무의식이 운전 방법을 기억해서 자동으로 운전하는 것처럼 되는 이득이 바로 습관이 만들어내는 힘이다.

배 영역의 장애물을 정화하는 실천 방법

〈배〉 영역의 정화 작업은 내가 어느 정도까지 진척이 되었는지 계측기처럼 선명하게 측정하기 어려운 특성이 있다. 마치 어미 닭이 달걀을 부화시키기 위해 21일 동안 품어야만 병아리가 껍데기를 깨고 태어나는 과정과 비슷하다. 달걀을 품은 지 3일이 지나면 21일에서 7분의 1시간이니까 달걀 껍데기가 7분의 1만큼 금이 가고, 7일이 되면 21일 중 3분의 1이 경과했으니, 달걀의 3분의 1이 금이 간다면 누구도 중간에 포기하지 않을 것이다. 그런데 생명의 변화는 그렇게 직선적으로 진행되지 않는다. 20날 23시간 동안 겉으로는 아무 흔적도 드러나지 않는다. 그럼에도 안달 내지 않고 묵묵히 정성껏 1시간을 더 나아가면 그때 비로소 달걀에 금이 가면서 병아리가 껍데기를 깨고 생명으로 나타나게 되는 것이다.

이런 특성이 있기 때문에 습관을 만드는 〈배〉 작업을 통상 수련이나 훈련이라고 부른다. 배의 영역은 정(精) 에너지를 쌓는 일이기도 해서 하루하루 묵묵히, 겉으로 뚜렷하게 변화가 안 보여도 안으로 정성(精誠)껏 끈기있게 내공을 쌓아가야 한다는 뜻이다.

서양의 연구 결과는 이런 습관을 만드는데 최소 60일 정도 걸린다는 보고가 있다. 하지만, 동양에선 습(習)을 만들기 위해서는 최소 100일에서 1,000일의 시간이 필요하다고 본다. 그래서 100일 정성(精誠), 1,000일 정성이라는 개념어가 등장한 것이다.

삼중음성유방암을 잘 극복하고 지금도 7년째 건강히 잘 생활하고 계시는 환우의 예를 들어본다. 이분을 최근에 우리 병원에 초대하여 입원 중인 암 환우들과 몇 차례 간담회를 진행한 적이 있다. 그 때 질문 중 "치유 과정 중 하기 싫고, 우울해서 정신력이 흔들릴 때는 어떻게 꾸준히 훈련했나요?"라는 질문에 대한 답변이 매우 인상적이었다.

"어떻게 했냐고요? 그냥이요. 그저 그냥 했습니다." "그냥 로봇처럼 했습니다. 식사하면 바로 로봇처럼 밖에 나가서 걷기 운동했고요, 시간 되면 로봇처럼 병원에서 배웠던 자율신경 조절 훈련 또 했습니다. 비가 오나 눈이 오나 그냥 로봇처럼 했습니다." "뭘 생각하고, 뭘 의지를 다지고 어떻게 매번 할 수 있겠습니까? 그저 로봇처럼 해야죠. 습관 될 때까지 그저 로봇처럼 반복해야죠."

그때 참석했던 입원 환우들의 반응도 들어보았다. "뭔가 저 사람만의 뾰족한 방법이 있겠지 하는 기대를 가졌다가 그저 담백한 대답만 반복되는 바람에 처음엔 약간 당황스러웠어요. 그런데 이내 내 속에서 늘 피곤하고 복잡하게 속삭이던 말들이 딱 줄어들게 되었어요." "불안했던 머리를 단순명료하게 정리해 주어 차분하게 해 주는 그런 힘을 느꼈어요. 어떤 방법을 써야 하나 하는 번거로움이 싹 거품처럼 사라졌어요."

그렇다. 마지막 단계에 가려면 말이 필요 없어져야 한다. 소걸음처럼 묵묵히 가야 천리길을 갈 수 있다. 우보천리(牛步千里) 할 수 있게 된다.

예전에 TV에서 올림픽 금메달리스트 김연아 선수가 했던 인터뷰도 겹쳐서 떠올랐다.

"힘든 때도 많았을 텐데요. 훈련할 때마다 어떤 마음가짐으로 하시나요?" "예? 마음가짐이요? 무슨 마음가짐이요? 그냥 하는 거죠, 뭐… 헤헤"

드디어 '내 안의 위대한 의사' 만나기

우리 몸이 생명 활동을 잘 영위하는 것은 복잡하고도 오묘한 현상이다. 이 현상을 생물학적으로 살펴보니 신호전달 경로가 중요한 역할을 하고 있다는 점을 발견하였다. 암이 만들어지는 것도, 암이 억제되는 것도 다 신호전달 경로를 따라서 이루어진다. 생명 현상 하나하나가 설사 눈에 잘 안 보인다 해도 그냥 우연히 만들어지는 것은 아니다. 내 눈에 잘 안보이고 내 의식으로 잘 안 느껴지지만, 신호전달 경로는 면밀하게 계속 진행되면서 생명은 유지되고 있다.

여기서 내 의식이 느낄 수 있는 신호만이 전부는 아니라는 점을 또 다른 관점으로 설명해 보고자 한다. 동양학에서 가장 깊은 경지의 학문을 상수학(象數學)이라고 하는데 상징과 숫자의 깊은 의미를 통찰하는 공부를 말한다. 상수학적으로 이 세 영역을 보면, 〈머리〉 영역은 오만 개의 머리카락을 상징으로 삼는다. 〈가슴〉 영역은 두 개의 젖꼭지를 상징으로 삼는다. 〈배〉 영역은 아랫배 가운데에 존재하는 한 개의 성기를 상징으로 삼으면 이해하기 쉬울 것이다. 마치 깔대기처럼 넓은 주둥이에서 차츰 하나로 모아지는 모습이다.

숫자의 상징으로 본다면 머리카락은 오만(5만)인데, 머리카락 수를 5만 개로 본다는 뜻이다. 그래서 〈머리〉에서 오만가지 생각이 일어나서 괴롭기도 하고 또 오만가지 경우로 세밀하고 명료하게 분별하는 능력도 생긴다고 본다.

〈가슴〉에서의 숫자는 둘(2)이어서 서로 '연결한다', '소통한다', '관계한다'라는 개념이 자연스럽게 떠오른다. 그리고 〈배〉 영역의 숫자는 1인데 이 영역은 1이기 때문에 근원의 영역이라고 볼 수 있는 것이다. 그런데 1이기 때문에 언어로 표현하기 어려운 곳이기도 하다. 머리와 가슴처럼 '안다, 느낀다'를 표현하기 어렵다는 뜻이다.
　안다, 느낀다는 말은 최소 둘(2)을 전제로 할 때 성립되는 개념이다. 아는 주체가 있고, 무엇을 아는지 그 대상이 있을 때 우리는 '안다'라고 한다. 무엇을 느낀다는 것도 느낌의 주체가 있고 느낌의 대상이 있을 때 성립하는 말이다. 적어도 주체와 대상이 있어야 표현이라는 게 가능해진다.
　그런데 정(精)에 해당하는 〈배〉의 영역은 주체와 대상이 하나가 된 영역이다. 그러다 보니까 존재에서 느끼는 표현은 〈머리〉와 〈가슴〉처럼 '안다(이해하다)'와 '느낀다(감정의 흐름)'를 표현하기 어렵고 굳이 표현한다면 그저 "음~"이라는 외마디 소리 정도로 표현할 수밖에 없다. 그냥 그 안에 이미 전체로 존재하고, 그냥 충분하고, 편안하고, 고요한 그 어떤 상태를 통째로 인식할 뿐인 것이다.
　그래서 우리가 깊은 명상에 들어가거나 고요함 속에 있으면 뭐라고 말할 필요를 못 느끼게 된다. 그냥 있는 그대로 충분한 순간이 오는데, 굳이 표현한다면 '여여(如如)하다'라고 밖에 표현할 수 없게 된다. '여여(如如)'라는 단어는 '그럴 여(如)' 자 두 글자로 구성된 단어인데 흔들림 없이 고요한 상태를 드러내는 이 말을, 내 식으로 의역해 본다. 우리의 언어습관 속에서 뭐라고 구분해서 표현하기 어려울 때 쓰는 표현 중에 "그냥 그저"라든가, 설명하지 않고도 "내 말 뭔 말인지 알겠지?"라고 통째로 그냥 전달되기를 바라는 마음을 표현한 단어를 '여여(如如)'라고 본다는 뜻이다.

　보이지도, 느껴지지도 않는 신호전달 경로가 얼마나 중요한지 다른 예를 들어 설명해 보려고 한다. 손가락이 저리고 아프거나, 팔을 굽혔다 폈다 하는 감각은 의식적으로 쉽게 느낄 수 있다. 이런 신경의 신호전달을 체성신경계(體性神經系)라고 한다. 반면에, 콩팥이 지금 0.9리터의 혈액을 거르고 있다는 것은 전혀 감지되지 않는다. 또한, 암 유발 유전자가 방금 활성화되었다는 사실도 느껴지지 않는다.

　그러나 내 의식으로 느껴지지 않는다고 해서 이 신호전달경로가 없는 게 아니다. 오히려 이런 기능을 담당하는 무의식적 자율신경계(自律神經系)의 기능에 문제가 생기면 즉시 생존에 위협이 되지만, 의식적으로 잘 느껴지는 손 저림이나 움직임의 불편함은 즉각적인 생존에 위협이 안 되는 경우가 많다.

　'머리, 가슴, 배' 3가지 영역에 끼어있는 장애물을 털어내는 것이 바로 우리 생명현상을 왜곡시키는 이런 의식적 무의식적 신호전달 경로를 바로잡는 치료라고 할 수 있다. 그렇게 되면 내 몸의 상, 중, 하 세 영역이라고 할 수 있는 정기신(精氣神) 3가지 보물을 모두 잘 활용하는 일이 된다. 내 지성의 힘, 감성의 힘, 무의식의 힘을 모두 통합하는 일이 된다. 이것이 바로 어떤 암종 병기 상관없이 모두 치유할 수 있는 '내 안의 위대한 의사'의 발현이다.

'머리·가슴·배 3차원 치유 모델'은 새로운 습관이 만드는 통합 예술

〈머리〉, 〈가슴〉, 〈배〉 이 세 영역에서 〈배〉 쪽으로 갈수록 모호하고, 〈머리〉 쪽으로 갈수록 환하게 명료한 특징도 있다. 그런데 명료함이 앎의 전부인 것은 아니다. 〈머리〉에서 명료하다고 느껴지는 앎이란 우리가 알고 있는 전체 앎, 즉 전체 인식 영역의 10% 이내에 불과하다. 인간은 〈머리〉의 인지 영역인 명료한 인식 세계와 〈배〉의 무의식 영역인 깜깜한 무의식 세계, 그리고 그 중간인 〈가슴〉의 모호한 느낌의 세계 이 세 가지로 이루어져 있다.

시카고 대학의 심리학과 유진 젠들러 교수는 인간의 실존을 명료함으로만 추구하면 얕은 영역 일부만 아는 것이며, 모호함을 인정할 때 인간을 깊이 아는 것이라고 말했다.

이렇게 명료한 인지의 영역 말고, 가슴과 배의 모호함과 깜깜함을 포함하는 영역이 90퍼센트를 이루고 있다는 점을 이해할 필요가 있다. 그러면 머리로 선명하지 않아도 가슴으로 체험하고, 몸으로 체득하는 것이 얼마나 중요한 공부인지 깨닫게 된다. 그래서 〈가슴〉으로 소통하는 인간관계 워크숍 체험과 〈배〉로 체득하는 자율신경 균형 습관 훈련이 통합적 치유의 요긴한 수단이 된다는 것을 임상에서 경험하게 된다. 그럼에도 불구하고 우리는 선명하게 보이지 않으면 불안해서, 미덥지 않아서 잘 실천하지 않기 때문에 결국 〈머리〉 영역 공부에 시간을 많이 할애하게 된다. 방향을 밝게 보고 안전하게 가고 싶기 때문이다. 나는 이 〈머리〉 공부를 위해 암 환우들에게 '후성유전학' 강의와 책, '의사소통법' 공부, 그리고 '코칭(coaching)' 공부를 추천한다.

이 세 영역의 특징을 언어로 표현해 본다면, 〈머리〉 영역은 수많은 분별이 존재하는 표현, 즉 "나는 학생이다(I am a student)", "나는 교수다(I am a professor)", "나는 남자다(I am a boy)", "나는 여자다 (I am a girl)" 등으로 세분화하여 현상을 분별하는 표현을 주로 쓰게 되는 곳이다. 반면에 〈가슴〉 영역은 "나는 행복하다(I am happy)", "나는 슬프다(I am sad)" 등으로 좋고 나쁨의 느낌을 표현하는 감정, 감각 단어를 주로 쓰게 되는 곳이다. 그리고 마지막으로 〈배〉의 영역은 그냥 "나는 존재한다 (I am)" 정도로만 표현이 가능한 곳이라는 뜻이다.

물론, 치료를 위한 임상에서 머리, 가슴, 배 3가지 요소들을 병렬적으로 갖다 놓는다고 무조건 효과적이고 통합적인 방식으로 임상이 운용되지는 않는다. 모든 사람들에게 하나의 매뉴얼처럼 이 때는 이렇게 쓰고 저 때는 저렇게 쓰고 하는 식의 정해진 방식으로, 획일적으로 정리하기에 우리 인간은 개별적인 특성이 너무 다양하다.

우리가 염두에 두어야 할 경우의 수는 너무나 많다. 이것들을 적재적소에, 또한 맥락에 맞게 쓰는 것은 단순히 하나의 기술로 표현할 수도 없고, 하나의 매뉴얼로 정리할 수도 없으며, 그 다양성이 거의 예술에 가깝다고 할 수 있다. 다만, 이 3가지 요소를 잘 통합할 때 치료의 방법이 나온다.

〈머리〉의 생각 세계에만 머물지 않고, 스스로 온 〈가슴〉으로 느끼는 체험의 세계를 통과해야 한다. 그다음 온몸을 써서 반복적 실천으로 〈배〉의 무의식적 습관, 즉 체득의 단계까지 가면 완성된다. 그래서 남이 다 알려줄 수 없다. 나 자신이 자명(自明)하게 알게 되기 때문에 결국 판단의 기준도 남에게 물을 필요가 없고 스스로 적절한 방법을 그때그때 알게 된다.

95%의 암 생존율을 자랑하는 '이즈미회'의 통찰

이런 특성을 잘 표현해 주는 예가 있어서 소개해 본다.

일본에서 운영되는 '이즈미회'는 95%의 생존율을 자랑할 만큼 치유에 도움이 큰 암 환우 모임이라고 한다. 그 모임에서는 특별히 다른 대단한 치료법을 한다든가 하지도 않는데 그런 생존율을 보이는 것은 놀라운 일이다.

그런데 그 모임 회장님의 말씀에서 큰 통찰을 얻었다. "암은 스스로 생각할 수 없고 스스로 결정하지 못하는 병입니다."라는 언급에서 자신이 스스로 선택을 못 하는 것이 암의 핵심 증상이라고 이해되었다. '내 안의 위대한 의사'를 못 만났기 때문이다. 그러니 외부에서만 찾게 된다. 무슨 음식이, 무슨 치료법이, 어떤 의사가 내 생명을 구해줄 것인가에 모든 신경을 다 쓰게 된다. 그러니까 결국 재발, 전이되면 외부를 원망하면서 낙심하고 포기하는 경우가 많다는 것은 안타까운 일이다.

'반복되는 습관이 만드는 극적인 변화'라는 부제가 달린 『습관의 힘』 책에서 찰스 두히그는 '습관이란, 같은 상황에서 반복된 행동이 자동화되어 수행되는 반응을 말한다'고 했다. 머리·가슴·배의 공부를 거치면서 만나게 될 '내 안의 위대한 의사'는 '나만의 치유' 처방전을 스스로 자동적으로 택하게 해준다. 그렇게 만들어진 나의 변화는 내가 새롭게 형성한 습관이 만들어내는 창조적인 통합 예술의 결과물이다. 생명을 이루는 호흡 습관, 수면 습관, 음식 습관, 운동 습관, 대인관계 습관, 이 5가지 건강한 습관을 잘 형성해 가면 큰 보상이 기다리고 있다. 그 습관이 앞으로의 내 평생을 맞춤형으로 건강하게 자동적으로 잘 이끌고 가게 된다는 뜻이다.

암 치료에서 중요한 명상과 의학의 관계

명상은 최근 현대의학의 암 치료에서도 매우 중요한 치유의 방법이 되었다. 명상을 하면 자율신경 균형이 이뤄지고 면역력이 높아지며, 정신이 맑아진다는 효과는 이제는 상식이 되었다. 그래서인지 암 환우들도 암 진단을 받으면 거의 자동으로 명상이라는 단어에 관심 두게 되는 것을 수없이 확인하게 된다. 평상시에는 전혀 관심이 없었고 해 본 적도 없는 사람들도 말이다.

명상은 모든 치료의 토대가 되는 근원의 치료이고 배(무의식, 몸)의 영역에 해당한다. 여러 번 반복하지만, 명상(meditation)이라는 영어단어의 어원과, 치료 또는 약이라는 뜻의 'medication'의 어원이 같다는 점이 그 핵심을 잘 보여준다. 또 'medication'이라는 단어에서 파생된 단어가 '의학의~'로 번역되는 'medical'이기도 하다.

예전에는 명상을 좀 독특한 사람들이 가부좌 틀고 눈 감고 하는 특이한 생활 방식 정도로 인식되던 때도 있었다. 그래서 명상을 치유의 근본 토대로 삼는다고 하면 돌팔이로 치부되기도 했었지만,

요즘은 다른 분위기를 느껴서 반가운 심정이다. 이제는 건강증진법이나 수련의 방법뿐만 아니라 경영에도 '명상 경영'이라는 용어가 있을 정도로 일반화된 삶의 태도로까지 인식되고 있다.

이렇게 고요함에 머무르는 명상(배)을 포함하여 인간관계의 감정 소통 원리(가슴), 그리고 밝은 방향을 알기 위한 인지 치료 개념(머리)까지 머리, 가슴, 배를 전체적으로 아우르는 원리가 바로 한의학의 정기신 원리이기도 하다.

'머리·가슴·배 3차원 치유 모델'로 임상에서 효과를 검증하다

나는 20대에 내 평생을 수도자로서 살아보고자 하는 마음도 꽤 강하게 있었다. 그래서 생명이란 무엇인가? 죽음이란 무엇인가? 나답게 산다는 것은 무엇인가?에 대해 자석에 쇠붙이가 끌리듯 관심이 많았다. 그 후 직업으로 전업수도자의 생활로 들어가지는 못했지만, 한의사가 되어서도 관심 가는 교육이나 워크숍이나 수련법이 보이면 병원 문 닫고 비용 아끼지 않으며 수많은 프로그램에 참여해 왔다.

그렇게 나는 30여 년 동안 체험하고 연구한 많은 심신 수행법과 한의사로서, 또 가족상담전문가로서의 임상 체험을 통합해 서로 상승효과를 가져오도록 '내 안의 의사 만나기'라는 프로그램을 개발했다. 이 프로그램에는 자율신경 조절 훈련법, 한의학의 전인적 생명 원리, 다양한 동서양의 심리학과 심리치료법, 명상, 여러 전통적인 심신 수련의 원리, 보디워크(Body Work) 개념을 통합하였다.

2024년까지 17년 동안 1,100회 이상 세션을 진행하면서 암 치유를 포함한 많은 임상 사례를 통해 그 효과를 검증했다. 재발 전이암의 경우에도 결과가 잘 나오고 있어서 앞에서 설명한 내용들이 단순한 이론에만 그치는 이야기가 아니라는 점을 말씀드리고 싶다.

　암 환우만을 대상으로 '머리·가슴·배 3차원 치유 모델'을 시행한 지 이제 7년이 넘었다. 드디어 5년 중증환자 등록이 해제된 환우들이 매년 나오고 있는데, 2024년까지만도 30명이 넘게 나오고 있다. 비유하자면 암치료 결과는 최소 5년근 인삼 농사와 비슷하다. 최소 5년이 되어야 수확하는 결과이기 때문에 1~2년 사이에 이 정도 인원이 나온 것은 고무적이라고 본다. 이제 매년 더 많은 환우가 나오리라고 기대된다.

　우리 병원처럼 작은 병원에서 이룬 결과이지만 의미있게 소개하는 것은 내 개인의 성과를 뽐내기 위함이 아니다. 이런 치유 모델의 변화가 가져오는 실제적 희망을 전하고 싶어서이다. 재발 전이 되어 3기암, 4기암이라고 해서 완치는 어렵다고 낙담하시는 분들도 결코 포기하지 마시기 바란다. '내 안의 위대한 의사'를 만나면 고치지 못할 암은 없기 때문이다. 나 자신의 능력은 무시하고 밖에서 최고의 의사만을 애타게 찾는 옛날의 의료 모델에 끌려가지 않길 바란다. 내 안에 이미 있는 우주 최강의 의사를 만나려는 새로운 의료 모델 방향으로 운전대를 틀기 바란다. 그러면 여기저기 내게 맞는 좋은 길이 보일 것이다. 그 길을 용기있고 끈기있게 가면 된다. 거기서부터 영웅의 위대한 여정이 시작된다.

제3장 암 치유에서 가장 중요한 것은 머리·가슴·배의 통합

장애는 고통이 수반된다.
고통은 일시적이지만 성장은 영속적이다.

- 심리학자 John Lado

무의식의 편지

꿈이 보내는 성장 메시지

　살다 보면 도대체 뭔지 모를 애매모호한 문제에 대한 답을 찾아야 하는 경우가 종종 있다. 깨고 나서도 기억되는 이상한 꿈의 메시지를 찾는 작업이 바로 그런 경우이다. 평상시 치아는 매우 건강한데 왜 오늘 나는 이빨이 다 빠지는 꿈을 꾸었나? 왜 오늘은 대변을 보러 갔는데 화장실 문이 다 잠겨 있어서 결국 볼 일을 못 보고 어쩔 줄 몰라 하는 꿈을 꾸었나? 평소에는 너무 사이좋은 아빠인데 왜 오늘은 내 아버지를 내가 목 졸라 죽이는 꿈을 꾸었나? 이 꿈들은 무슨 메시지를 주는 것일까?

　꿈의 해석은 전통적으로 내려오는 꿈 해몽을 통해서 도움을 받을 수도 있지만, 심리학에서는 꿈을 내 무의식이 보내는 깊은 메시지로 이해하고 '꿈 분석'이라는 것을 통해 전문적으로 해석하는 작업을 한다.

　몇 년 전, 나는 신화와 꿈 연구가인 고혜경 선생으로부터 몇 학기 동안 제레미 테일러 선생님의 꿈 작업에 관한 공부를 했었다. 거기서 꿈 작업을 통해서 지난밤 꾸었던, 또는 요즘 계속 여러 번 꾸는 꿈의 메시지를 찾아가는 여정은 참 흥미로웠다. 도대체 앞뒤가 안 맞는 것 같은 꿈인데, 꿈속의 상징을 깊이 이해하게 되고, 그 메시지를 찾아냈을 때의 짜릿함은 말할 수 없이 기뻤다. 그리고 내 삶에서 내가 미처 알아채지 못한 통찰을 얻게 되어 나를 한 단계 성장시키는 것을 여러 번 경험하였다.

꿈은 그 메시지를 내가 잘 알아차리지 못하고 적절한 대처도 못하고 있으면 그 메시지를 알려주려고 반복하면서 계속 등장한다. 그리고 그 메시지를 알아내고 그에 적절히 대응하면 더 이상 있을 필요가 없어지니까 그 꿈은 다시 오지 않게 된다. 또 자다가 깜짝 놀라서 깨게 되는 꿈이라든가, 깨고 나서도 너무나 선명해서 계속 강렬하게 남아있는 그런 꿈들의 특징은 매우 급하고 절실한 메시지를 전하기 위함이라고 한다.

그래서 꿈을 '신이 보내는 편지'라고 말하기도 한다. 인간의 의식으로 신이 보내는 이 편지를 금방 무슨 뜻인지 알아내기 쉽지 않고 때론 황당하기도 하다. 그것은 이 편지 문장이 대부분 상징이나 은유로 구성되어 있기 때문이다.

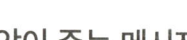

암이 주는 메시지

심리학에서는 질병에도 이런 식으로 메시지가 있을 것이라는 관점을 가지고 있다. 나 또한 여러 임상 사례를 통해서 그 원리를 확신하게 되었다. 질병도 무엇인가를 잘 알아차리고 잘 대응하고, 잘 보완하라는, 그럼으로써 잘 성장하라는 강렬한 메시지라고 생각하는 것이다. 마치 신이 보내는 편지를 받아보듯이 그 질병의 메시지가 무엇인지를 알아내 보자는 것이다.

암이 나에게 주는 메시지는 무엇일까? 나만의 개별적인 메시지도 있을 것이고 암 환우들의 공통적인 메시지도 있을 수 있을 것이다. 암이 무의식의 영역인 유전자의 변이와 관련된 질환이라는 특성을 생각하면 매우 무의식적인 메시지가 있을 것이라고 유추해 볼 수 있다.

암 환우들이 공통적으로 깨닫는 메시지는 암을 극복한 사람들의 공통점에서 찾을 수 있다. 암을 극복했다는 것은 암이 더 이상 나타날 이유가 없어졌다는 뜻이고, 그들은 암이 자신에게 준 메시지를 잘 알아차리고 적절히 대응했다는 뜻이다.

암을 극복하여 치유해 낸 사람들은 공통으로 자신의 삶이 크게 그리고 깊이 있게 바뀌었다고 한다. 특정한 대상에 대한 진정한 용서와 이해, 그리고 감사의 마음을 통해 부정적인 정서의 매듭을 풀어서 마음 밖으로 끌어내게 되었다고 말한다.

이렇게 암 환우들에게 공통으로 주어진 메시지가 전체적인 성격을 설명하는 것이라면, 나만의 개별적 메시지를 찾는 일도 필요하다. 이 책에서 만날 수 있는 심신 통합 치료 사례들이 바로 그 개별적 메시지를 찾아가는 과정을 보여주고 있다.

모든 것을 새롭게 하는 내 몸의 지진

　미국의 상담심리학자이자 교수인 테데스키와 칼혼(Tedeschi & Calhoun)은 한 개인이 인생에서 큰 상실이나 암 투병과 같은 역경을 경험한 후 보이는 긍정적 변화를 '외상 후 성장'이라 했다.

　외상(trauma)은 몸에 난 외적인 상처를 의미하지만, 심리적인 상처를 의미할 수도 있고, 암처럼 생존에 위협이 될 수 있는 질환이나 삶의 위기 상황을 의미할 수도 있다.

　과거 많은 연구가 병리적인 관점에서, 심각한 외상 사건이나 스트레스 상황을 겪은 이들의 부정적 정서 및 '외상 후 스트레스 장애(post-traumatic stress disorder, PTSD)' 증상에 초점을 두었다. 하지만 1990년대 중반 테데스키와 칼혼을 중심으로 외상 사건을 통한 성장 경험과 긍정적 변화에 주목하기 시작했다.

　인간이 외상으로 인해 주저앉는 피동적 존재가 아니라, 외상 사건에서 의미를 반추하고 성장하는 능동적 주체라는 점에 관심을 보이기 시작한 것이다. 이들은 많은 사람들이 심각한 외상을 겪은 후 부정적인 경험만 하는 것이 아니라, 외상을 회복한 후 이전의 상태를 넘어 성장 또는 변형을 경험하는 현상에 주목했다.

　사람들은 때로 외상 사건에서 겪는 고통 또는 슬픔과 치열하게 싸우며, 기존에 자기 자신과 세상을 이해하던 인식의 틀을 깨기도 한다. 그리고 인지적인 재정비 작업을 거치는 과정에서 내면적으로나 사회적으로 한층 성장하기도 하는데 이것을 '외상 후 성장

(post-traumatic growth, PTG)'이라 정의했다. 그리고 외상 후 성장을 지진이 일어난 후 모든 것을 새롭게 재건하는 것에 비유했다.

즉, 개인이 옳다고 믿었던 삶의 목표와 세상을 보는 방식이 외상의 충격으로 인해 흔들리고, 앞으로의 삶을 살아가기 위해서는 세상을 이해하는 새로운 방식과 새로운 목표를 세워야 하기 때문이다. 그러나 외상을 겪는다고 해서, 누구나 자동으로 성장하는 것은 아니다. 외상을 안고 투쟁하는 과정에서 치유적인 작업이 어떻게 진행되느냐에 따라 결과적으로 자신이 성장하였음을 깨닫게 된다. 외상 후의 나는 더 이상 외상을 겪기 전의 내가 아니다.

비 온 뒤 땅이 굳는다

심리적 회복 탄력성

암의 종류나 진행 단계에 따라 차이는 있지만, 암 환자들은 항암치료 과정에서 겪는 신체적·정서적 어려움으로 인해 좌절하거나 부정적인 생각에 빠질 수 있다. 그러나 '비 온 뒤 땅이 굳는다'는 말처럼 상당수의 암 환자들이 힘든 항암 치료 과정을 겪으면서 기존의 자기 삶을 반추하는 경우가 일반적이다. 그러면서 새로운 삶의 의미와 목적을 깨닫는 등 긍정적인 변화를 경험한다는 연구 결과들이 보고되고 있다.

2016년 11월, 『생명 연구』 42집에 발표된 박지숭 박사의 '암 경험자들의 긍정적 변화에 대한 현상학적 사례연구'는 우리나라 암 환우들의 변화 체험에 대해서 잘 풀어내고 있다. 이 자료에 따르면, 암 환자들이 외상을 통해 긍정적인 변화를 경험하는 현상을 '심리적 회복탄력성'으로 설명한다.

회복탄력성이라는 개념은 탄성이 있는 고무공이 바닥에 닿아 다시 튀어 오르듯이 삶의 위기나 스트레스로 인한 충격을 받더라도 좌절하지 않고 탄력적으로 원래의 상태를 회복하는 것을 의미한다. 탄성이 전혀 없는 유리공은 작은 충격에도 금이 가거나 깨지기 마련이다. 그러나 회복탄력성 수준이 높은 사람은 암이라는 외부적 충격에도 무너지지 않고 원래 상태를 회복하거나 이전보다 더 높은 단계로 뛰어오르는 탄력성을 보인다.

심리학에서 회복탄력성은 스트레스나 위기 상황에 대한 '정신적 면역성' 또는 역경을 극복한 후 '정신적으로 성장하는 능력'으로 설명할 수 있다. 회복탄력성이 높은 사람은 크고 작은 역경에 유연하게 대처하고 환경에 적응하며, 암 투병과 같은 힘든 상황도 긍정적으로 수용하는 면역력을 갖고 있는 것으로 보인다.

테데스키와 칼혼의 '외상 후 성장(Post-Traumatic Growth, PTG) 이론'은 고통을 겪은 후에도 인간으로서 더욱 확장되고 성장할 수 있으며, 긍정적인 변화를 경험할 수 있다는 가능성을 확인시켜 주었다.

다시! 치유와 성장

'위기가 곧 기회'라고 한다.

암은 큰 위기라고 느끼게 하는 위협적인 존재지만, 암은 곧 내게 큰 성장의 기회로 연결될 수 있는 고마운 존재일 수 있다. 암의 경우는 비장한 전략을 썼다고 말할 수 있다. 목숨을 걸고 풀어야 할 성장의 메시지가 있다고 무의식이 생각한 것 같다.

죽을 각오로, 회피하지 않고, 두려움에 압도되지 않고 대응하려 할 때, 우리가 쓰는 전략이 바로 배수진(背水陣)이다. 뒤에 깊은 강물을 배치해 두고 타고 온 배를 불태워버려서 도망갈 수 없는 조건을 만들어 놓는 것이다. 그리고 용기 있게 직면하여 승리하겠다는 비장한 각오인 것이다. 이 승리를 우리는 성장이라고 부른다. 지게 되면 위기이지만 이기게 되면 큰 기회가 되는 것이다.

암을 이겨내기 위해 치유의 길로 접어든 환우들은 지금 중요한 경계에 서 있다. 그리고 분명히 그것을 해낼 잠재력을 가지고 있다. 그러나 그 길은 쉽지 않다. 수시로 흔들리고, 두려움에 휩싸이며, 때때로 외로움 속에서 끝까지 완주하지 못하는 경우가 많다. 이런 현실이 안타까울 따름이다. 그래서 이 비장하고 외로운 길에서 눈 밝은 안내자의 안내를 이정표 삼고, 환우끼리 서로 지지하고 격려하면서 소통과 치유와 성장을 이루는 건강공동체가 절실히 필요한 것이다. 이런 건강공동체가 암을 전문적으로 치유하는 병원의 목표가 되어야 한다는 것이 나의 소망이다.

외상 후 성장의 다섯 가지 영역

1. 자신의 삶에 감사하는 마음이 커지고 이제까지 지켜왔던 삶의 우선순위가 달라진다. 즉, 외상을 겪고 나면 일상의 작은 일에도 감사함을 느끼게 되고 인생에서 무엇이 더 중요한가에 대한 생각이 달라진다.

2. 주위 사람들과 더 친밀하고 의미 있는 관계를 맺게 된다. 자신이 역경에 처했을 때 뜻하지 않게 도움을 주며 다가오는 사람들 또는 외면하는 사람들이 누구인지 알게 되면서 관계의 중요성을 자각하게 된다. 비슷한 외상을 겪는 사람들에게 연민을 느끼고, 사람들과의 관계를 더욱 굳건히 다지게 된다.

3. 자신의 강점에 대해 더 많이 자각하게 된다. 살면서 나쁜 일은 언제든 누구에게나 일어날 수 있다. 한번 외상을 극복한 경험이 있기 때문에 다른 고통이 와도 이겨낼 수 있다는 생각을 갖게 된다.

4. 외상을 극복하고자 노력하는 과정에서 과거에는 미처 알지 못했던 새로운 가능성, 삶의 다른 여정을 발견하게 된다.

5. 영성적이고 실존적인 측면에서 성장을 경험한다. 특정한 종교가 없는 사람이라 할지라도 외상으로 인한 스트레스와 상실감을 극복하는 과정에서 가장 근원적이고 실존적인 질문을 스스로 던지게 되고, 감당하기 어려운 외상을 치유하는 과정에서 절대자 또는 초월적인 힘에 대한 생각이 달라질 수 있다.

- 『외상 후 성장』[6] Richard G.Tedeschi, Laurence G. Calhoun

---

6. Richard G.Tedeschi, Laurence G. Calhoun 공저, 『외상 후 성장』 학지사, 2015. 강영신 외 공역

소명처럼 다가온 암치료의 길

막내였던 저를 각별하게 아껴 주셨던 아버님과의 이별은 제가 스물다섯이 되던 해의 일이었습니다. 아버님께선 평소 건강은 누구에게도 뒤지지 않는다고 자신하셨던 분이었습니다. 그러던 분이 어느 날 갑자기 암 중에서도 예후가 좋지 않다고 하는 담도암 판정을 받고 집에서 삶을 정리하는 시간을 가지셨습니다. 병원에서 해드릴 치료가 별로 없다는 의사의 말을 듣고는 "이게 무슨 말인가?" 정말 황당한 일이 아닐 수 없었습니다. 물만 드셔도 토하시던 아버님은 곡기를 끊으실 수밖에 없었습니다.

아버님이 이렇게 막연히 죽음을 기다리는 것이 최선일까? 삶으로 가는 길이 분명 세상 어딘가에 있을 거라고 믿고, 미친 듯이 비방(祕方)을 찾아 나섰습니다. 병원에서 안 된다 하더라도 기적과 같은 치유가 일어나 다시 일어서시길 간절히 바라며 당시 향토 명의로 유명하셨던 인산 김일훈 선생님을 여러 차례 찾아갔습니다.

여러 가지 심오한 생명 원리에 대한 말씀을 듣고 나니 마음속 깊은 곳에서 울림이 전해졌습니다. '생명이란 눈에 보이는 것이 전부가 아니구나.'

이 깨달음을 얻으니, 희망이 생겼습니다. 그리고 더불어 아버님의 암에 잘 맞는다는 처방도 받아 왔습니다. 그리고는 물도 못 드시고 토하고 황달도 심하셨던 분께 미음을 드시는 변화가 시작되었습니다. 나중엔 누룽지도 드시고, 밥과 된장찌개도 드시고 하다가 혼자 일어나 화장실까지 가시고 거의 다 소생하다시피 하시게 된 것을 경험했습니다. 아버님 병상 옆을 지키며 일주일을 넘기기 힘들다고 했던 아버님의 놀라운 호전으로 기쁨을 느꼈던 제게 이런 깨달음이 일어났습니다.

"눈에 보이는 제도권 의학만이 인간을 살릴 수 있는 유일한 길은 아니구나. 우리가 볼 수 있고 안다고 하는 그 경계 너머에는 눈에 보이지 않지만, 더 크나큰 지혜의 세상이 있구나!"

그리고 그 자각이 지금 나의 길에 핵심 동기가 되었습니다. 그때 나도 모르게 천명의 생명을 살리는 일을 하겠노라고 다짐했던 게 암 치유를 하는 오늘의 나를 이끈 것입니다. 그런 자각을 일깨워주신 인산 김일훈 선생님은 이미 돌아가셔서 다시는 그 선생님의 탁월한 진단과 통찰 에너지는 이 세상에서 만날 수 없을 것입니다. 이제는 그분의 진단이 없는 상태에서의 처방은 아쉽지만 신중할 필요가 있다고 생각했습니다.

그래서 저 스스로 온전한 암 치유의 길을 찾아내야 했습니다. 그래야 단순한 물질로서의 처방만이 아닌, 살아 숨 쉬는 온전한 처방이 되기 때문입니다. 그 길을 저는 동서 의학의 통합과 심신 의학의 통합에서 찾게 되었습니다.

재발 전이암까지 다스릴 수 있는
의료 모델을 목표로

　앞에서도 언급했듯이, '천 명의 생명을 살린다'는 개인적인 소명을 구체적으로 실현할 방안을 오랫동안 궁리해 왔습니다. 암의 재발 전이를 다스리려면 당연히 인류의 모든 지혜를 다 모아야겠다고 목표를 세웠습니다. 한의사로서 한의학 공부도 더 깊게 해야 했지만 서양의학의 방대한 지식도 너무나 필요한 과제였습니다.

　지금은 고인이 되셨지만, 생전에 BRM 연구소의 박양호 선생님의 가르침을 7년 동안 받게 된 것은 너무나 큰 행운이었습니다. 영동세브란스 병원, 조선대학교, 인하대학교에서 의사 선생님들을 대상으로 특강도 하셨고, 통합암학회에서 여러 차례 천연물로 암 치료하는 분자생물학적 연구를 발표하셨던 모습이 지금도 생생합니다. 감사하게도 저로서는 상상할 수 없이 많은 양의 서양의학 암 치료 관련 논문의 핵심을 선생님으로부터 개인과외 받듯이 집중적으로 배우게 되었습니다. 덕분에 나무 하나를 세밀하게 잘 보는 서양의학과, 숲 전체를 잘 통찰하는 한의학을 통합하는 관점으로 재발암 치료를 균형 있게 바라보게 되었습니다.

　그랬더니 비로소 재발 전이암을 다스리는 천연물 치료의 큰 실

에필로그

마리가 보이기 시작했습니다. 그렇게 동서양 의학을 통합한 결과 SCI 국제 학술지에 암 치료 관련 논문을 5편이나 등재하게 되었고, 암 치료용 처방으로 세 개의 특허까지 취득하게 되었습니다. 최근에는 공신력 있는 국가기관(IRIS)으로부터 그간의 암 치료 연구 능력을 공식적으로 인정받아 국가가 지원하는 연구자들에 대한 평가를 할 수 있는 평가위원으로 선정되는 영광도 얻게 되었습니다.

그러나 무엇보다도 동서양 의학 통합치유법을 몸뿐 아니라 마음마저 치유하는 심신 통합의학을 기본 토대 위에 세워야 했습니다. 그 이유는 상대인 암의 본질이 생활습관병이기 때문입니다. 암의 본질은 나도 모르게 반복하는 무의식적 반복 패턴인 생활 습관인데 이것을 약물만으로 대응해서 끝을 내겠다는 건 논리적으로 안 맞았습니다. 아무리 훌륭한 약물이어도 나의 무의식적 반복 패턴인 습관을 알아차리고 바꾸어가는 심신 의학의 뿌리가 없이는 끝이 날 수 없다는 건 당연한 귀결인 거죠. 뿌리까지 해결하지 않으면 잔디 깎기처럼 잠시 안 보이는 듯해도 다시 재발 전이되어 자라나는 것은 당연하니까요.

암 생물학에서도 재발과 전이의 주된 원인으로 '암 줄기세포(Cancer Stem Cell)'를 지적하고 있습니다. 이 암 줄기세포가 바로 암의 뿌리와 줄기가 되는 세포입니다. 이 암줄기세포까지 다스릴 수 있는 온전한 3단계 치료 모델과 3차원 치유 루틴을 임상에서 실현하기 위한 노력을 해왔습니다. 그동안 동서양 의학의 통합적 연구에서 기존의 약점을 많이 보완할 수 있었습니다.

그러나 다시 한번 강조하지만 암은 생활습관병에 속하는 질환입니다. 의학의 아버지 히포크라테스께서도 이를 정확히 짚어 주셨습니다. "고치지 못할 병은 없다, 고치지 않는 습관만 있을 뿐이다."라고 하셨죠. 그런데 이렇게 말하면 환우분들이 제게 또 질문을 하십니다.

"저는 의지력도 약하고 공부도 잘 못했는데, 제가 습관을 고치는 그 반복을 잘 해낼 수 있을까요?"

"그럼요. 두려움에 압도되지 마시고 주저하지 마시고 용기를 내서 실행하시면 됩니다. 그리고 그 실천 루틴을 꾸준히 반복하기만 하시면 누구나 됩니다."

재발암, 전이암 진단을 받고 낙담과 두려움에 휩싸인 환자들을 만나온 지 벌써 30년이 지났습니다. 그동안 늘 머리로만 생각하고 실행에 옮기지 못한 환자들, 몇 번 시도하고 실행도 했지만 중도에 포기하고 끝내 체득하지 못해 실패한 안타까운 환우들을 보며, 그들에게 온 '맘'으로 전하고 싶은 메시지가 있습니다.

> 당신이 어디에서 무엇을 하는 사람이든 당신은 자신의 분야에서 위대해질 수 있는 방법을 이미 알고 있다. 다만 시작하지 못했고, 반복하지 못했을 뿐이다. 시작하고, 반복하라.
>
> — 『나는 내일을 기다리지 않는다』[7] 중에서

모든 암 환우들이 나답게 꽃피우며 건강하게 살아가시기를 간절함으로 두 손 모아 응원하면서.

이재형

---

[7]. 강수진, 『나는 내일을 기다리지 않는다』, 인플루엔셜, 2013

추천의 글

주마니아 / 『말기 암 진단 10년, 건강하게 잘 살고 있습니다』 저자
암 치유로 가는 첫 단계이자 암 환자에게 가장 필요한 것은 나을 수 있다는 희망을 갖는 것이다. 이 책은 암의 근본 치유를 위한 핵심원리를 누구라도 이해하기 쉽게 썼기에 암 환우들에게 온전한 치유의 희망뿐 아니라 그 원리와 지혜까지 담은 책이다. 암환자라는 현실과 그 고통에 전전긍긍하고 있는 분이라면 이 책부터 읽고 실천해 가며 근본적인 치유로 나아가길 강력히 권한다.

어해용 / 대한임상암대사의학회 회장
암은 내면(內面)의 아픈 자아(自我)입니다. 암은 배 속의 유전자가 변이되고, 가슴의 하루살이 대사가 틀어지고, 머리의 에너지 흐름이 막힌 결과입니다. 그러므로 그 치료 역시 유전자의 발현을 올바르게 하고, 세포의 대사를 다시 살리고, 마음 에너지를 승화해야 합니다. 여기 이재형 원장님의 몸에서 시작하여 가슴을 지나 머리로 이어지는 치유 지혜의 펼쳐 보임이 있습니다. 부디 눈 맑은 치유자인 이재형 원장님과 함께 우리 안에 있는 아픈 자아가 꽃으로 피어나는 지복(至福)을 이루시길 권합니다.

박경숙 / 유방암 3기
온전한 치병은 방법론이 아닌 몸과 맘을 함께 돌보는 심신통합적 치료여야 한다는 것을 세 번의 암 재발, 전이를 통해 경험했습니다. 이재형 원장님을 만나지 않았더라면 건강뿐 아니라 지금의 행복, 희망을 얻지 못했을 겁니다. 제가 그랬듯이 많은 환우가 이 책을 통해 암의 두려움에서 벗어나 치유의 주체자가 되는 밑거름을 마련하길 기원합니다.

홍효주 / 유방암 2기

2017년 8월 갑작스러운 암 진단, 6회의 항암 후 처참한 상태로 입원을 하게 되었어요. 입원 당시 원장님의 저서 『암, 습관을 바꾸면 낫는다』를 받아 읽었으나 항암 후 유증인지 방금 읽은 내용도 기억나지 않았고 그런 나의 상태에 눈물 흘렸던 기억이 납니다. 간신히 부여잡은 내용은 단 하나! '암, 습관을 바꾸면 낫는다.' 그 한 줄에 희망을 걸고 원장님을 따라 치유를 이뤄갔으며 어느덧 2025년의 봄을 맞이하고 있습니다. 『제대로 알면 재발 전이암도 반드시 낫는다』는 막연한 두려움에 방법론을 찾아 이곳저곳을 기웃거릴 암 환우들에게 암과 멀어짐은 물론 인생의 큰 변화를 맞이할 수 있는 한 줄기 빛이 되리라 믿습니다.

이윤미 / 유방암 3기

이 책을 통해 적(암)을 알고 나를 알아가는 귀중한 시간이 될 것입니다. 암이 나에게 주는 메시지를 마음 깊이 새기고 두려움에 압도되지 않고 건강한 치유의 주체자가 되기 위해 꼭 읽어야 하는 필독서!!

승덕영 / 방광암 3기

몸과 마음의 상호작용에 대한 깊은 이해와 깨달음을 얻을 수 있었고, 그 과정을 통해 단순한 건강 회복을 넘어서 삶의 지혜와 균형을 찾는 데에도 큰 도움이 되었습니다.

조정현 / 유방암 3기

암을 직접 경험한 사람으로서, 이 책이 단순한 건강 책이 아니라 삶을 바꾸는 길잡이가 되어준다는 걸 느꼈습니다. 암을 겪는 분들뿐만 아니라 건강한 삶을 원하는 모든 분들에게 꼭 필요한 책입니다. 이 책을 통해 더 많은 사람들이 희망과 치유를 찾길 바랍니다.

김진열 / 식도암 4기

암 환우에 대한 사랑과 30년의 현장 경험을 기반으로 암의 원인과 대처방법을 알기 쉽고 상세히 서술한 암 치유 길라잡이! 자율신경균형 조절치료(라이트) 교육을 4회 수강하고 생활 습관을 변화시켜 암 극복자가 된 산증인으로서 지금 무엇을 선택할지 몰라 고민하고 있을 암 환우들과 가족들께 꼭 일독을 권해 드립니다.

정수빈 / 폐암 4기

"치유는 습관의 발명품이다." 2019년 폐암 재발로 4기를 진단받고 현대의학의 도움 없이 오롯이 습관을 바꿔 건강하게 살고 있습니다. 지금은 암이 걸리기 전보다 훨씬 행복하고 건강하게 스스로를 성장시키며 지내고 있습니다. 암이라는 내 삶에 온 걸림돌을 디딤돌로 바꿀 수 있도록 도와주신 이재형 원장님께 이 자리를 빌려 다시 한번 감사드리며 이 책을 통해 암이 준 메시지를 앎으로서 나답게 꽃피워서 마땅히 되어야 할 나로 살아가는 여러분들이 되시길 바랍니다.

최성희 / 삼중음성유방암 3기

습관으로 나를 조절할 수 있을 때, 진정한 자유를 느꼈습니다. 인간의 다양성을 수용하는 것이 유연한 삶을 살아가는 방법임을 알았습니다. 두려움은 알아차리고, 용기를 내어 직면함으로써 다스릴 수 있다는 것을 깨달았습니다. 과거 상처의 치유를 넘어서서, 현존하는 삶을 살고 있고, 심장을 뛰게 하는 미래를 꿈 꿀수 있도록 해주신 길안내 잊지 않겠습니다. 감사합니다.

정혜욱 / 유방암 3기
암 치유과정을 "영웅의 여정"이라고 표현해 주신 것처럼 나의 오래된 습관들(무의식)과 맞서서 번번히 무너지기도 하였지만, 라이트(LIGHT)와 코칭(Coaching) 덕분에 다시 일어설 수 있었다. 심신 통합치유에 대한 원장님의 철학이 책 한권에 다 담겨있다. 암 치유의 핵심인 몸과 마음의 소통에 대한 내용들이 많은 분들에게 널리 전파되기를 진심으로 응원한다.

유지현 / 난소암 3기
난소암 진단 후 수술과 항암, 방사선 치료까지 현대의학의 표준 치료로 곳곳에 자리 잡고 있던 암 덩어리들을 제거했다. 덕분에 내 몸에서 5개의 장기가 사라졌다. 지칠 대로 지친 내 몸을 회복하며 나름대로 총동원하여 치병하던 중, 3년을 넘기지 못하고 다시 수술대 위에 눕혀졌다. 그렇게 만난 '몸'이다. 이재형 원장님과 '나답게 꽃피우기' 위한 '몸' 공부를 하고 몸에 새기면서 그 어느 때보다 건강하게 암 진단 8년 차를 맞이하고 있다. 특히, 간호학 전공자로서 통합의학을 공부하며 곳곳에서 '몸' 공부의 흔적을 발견할 수 있는데, 이재형 원장님이 이 많은 분야를 공부하며 암 치유의 근본적인 방법을 모두 집대성해 놓았다고 여겨져 그저 놀라울 뿐이다. 평소에 책으로 나오면 더 많은 사람들이 건강해질 텐데…하며 바라던바, 환우들뿐 아니라 왜곡된 불건강 사회에 살고 있는 대한민국의 모든 사람이 이 책을 이해하여 '몸'을 알고 건강하게 나이 들어갔으면 좋겠다.

맘
제대로 알면 재발 전이암도 반드시 낫는다

1판 2쇄 발행 2025년 5월 27일

지은이	이재형
펴낸이	조진희
편집	박서은
디자인	디자인생선가게 유민영
펴낸곳	아미북스 사회적협동조합
출판등록	제2019-000080
주소	서울시 성동구 한림말3길 26, 2층 204호(옥수동)
전화	02-3673-2220
인스타그램	@amibooks_socialcoop

ISBN 979-11-94321-09-5

• 이 책의 저작권은 아미북스 사회적협동조합에 있으며 무단 전재와 복제를 금합니다.
• 잘못된 책은 구입하신 서점에서 교환해 드립니다.